ARUNA M. SIEWERT

NATÜRLICHE PSYCHOPHARMAKA

Ganzheitliche Medizin für die Seele

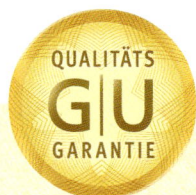

DIE GU-QUALITÄTSGARANTIE

Wir möchten Ihnen mit den Informationen und Anregungen in diesem Buch das Leben erleichtern und Sie inspirieren, Neues auszuprobieren. Bei jedem unserer Produkte achten wir auf Aktualität und stellen höchste Ansprüche an Inhalt, Optik und Ausstattung.

Alle Informationen werden von unseren Autoren und unserer Fachredaktion sorgfältig ausgewählt und mehrfach geprüft. Deshalb bieten wir Ihnen eine 100 %ige Qualitätsgarantie.

Darauf können Sie sich verlassen:
Wir legen Wert darauf, dass unsere Gesundheits- und Lebenshilfebücher ganzheitlichen Rat geben. Wir garantieren, dass:
• alle Übungen und Anleitungen in der Praxis geprüft und
• unsere Autoren echte Experten mit langjähriger Erfahrung sind.

Wir möchten für Sie immer besser werden:
Sollten wir mit diesem Buch Ihre Erwartungen nicht erfüllen, lassen Sie es uns bitte wissen! Wir tauschen Ihr Buch jederzeit gegen ein gleichwertiges zum gleichen oder ähnlichen Thema um. Nehmen Sie einfach Kontakt zu unserem Leserservice auf. Die Kontaktdaten unseres Leserservice finden Sie am Ende dieses Buches.

GRÄFE UND UNZER VERLAG. *Der erste Ratgeberverlag – seit 1722.*

KGS

THEORIE

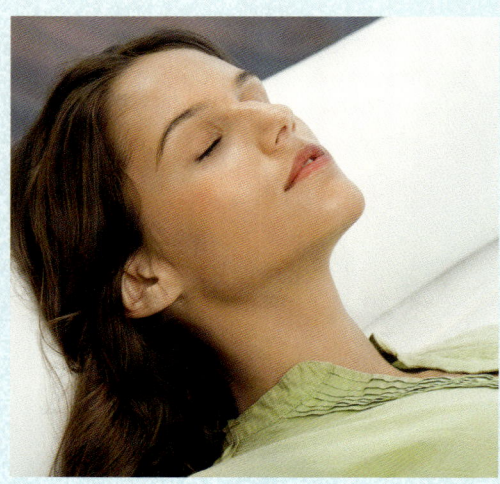
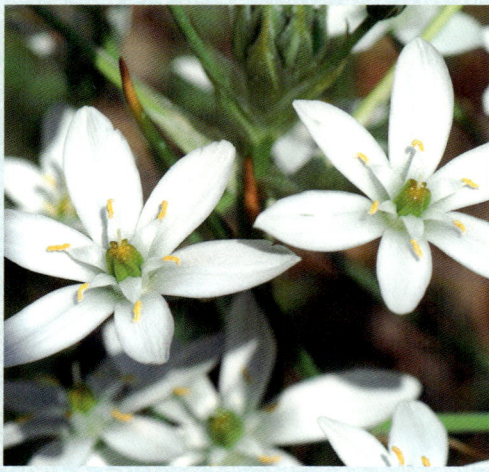

PRAXIS

BESCHWERDEN NATÜRLICH BEHANDELN 87

SERVICE

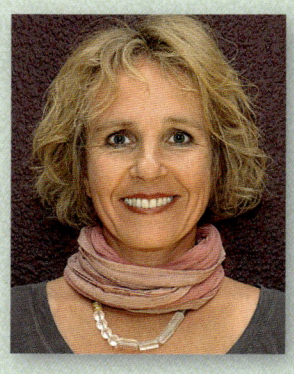

Aruna Meike Siewert

Heilpraktikerin und Dozentin in der naturheilkundlichen Ausbildung

»Die wirksamste Medizin ist die natürliche Heilkraft, die im Inneren eines jeden von uns liegt.«

HIPPOKRATES VON KOS
(ARZT DER GRIECHISCHEN ANTIKE,
CA. 460 – 370 V. CHR.)

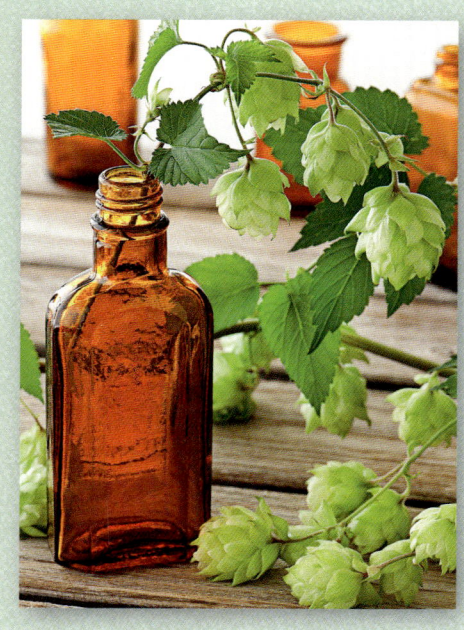

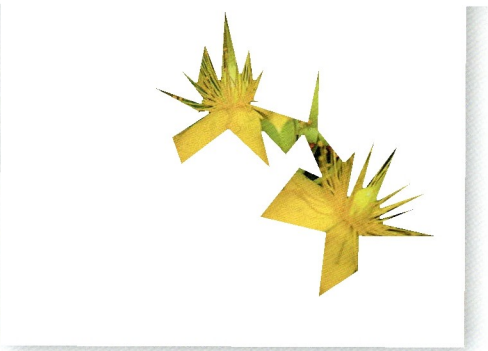

KRISEN SIND AUCH CHANCEN

Wenn das Leben schwierig erscheint, ist das oft ein Zeichen größerer Veränderungen. Krisen sind daher immer eine Einladung zur persönlichen Weiterentwicklung. Natürliche Mittel können uns auf diesem Weg unterstützen und zugleich Beschwerden lindern, die in solchen Umbruchsituationen auftreten. Dieses Buch will Ihnen helfen, psychische Beschwerden zunächst genauer einzuordnen und anschließend bei Bedarf die richtigen Schritte zu tun. Leichtere beziehungsweise beginnende Beschwerden lassen sich sehr oft wunderbar mit naturheilkundlichen Mitteln behandeln, dazu zählen neben Heilpflanzen und den 38 Bach-Blüten auch Heilreisen und anderes. So kann verhindert werden, dass die Beschwerden sich verfestigen.

Das Buch gibt Ihnen aber auch klare Hinweise dazu, bei welchen Anzeichen Sie den Rat eines erfahrenen Therapeuten einholen sollten und wann eventuell eine Behandlung mit schulmedizinischen Mitteln notwendig ist. Naturheilmittel können aber auch dann oftmals die Behandlung begleiten.

Die Natur hat uns wunderbare, hilfreiche und sanfte Hilfen zur Verfügung gestellt. Ich wünsche Ihnen viel Spaß beim Lesen, viele gute Erkenntnisse und vor allem eine gesunde Seele in einem gesunden Körper.

Aruna M. Siewert

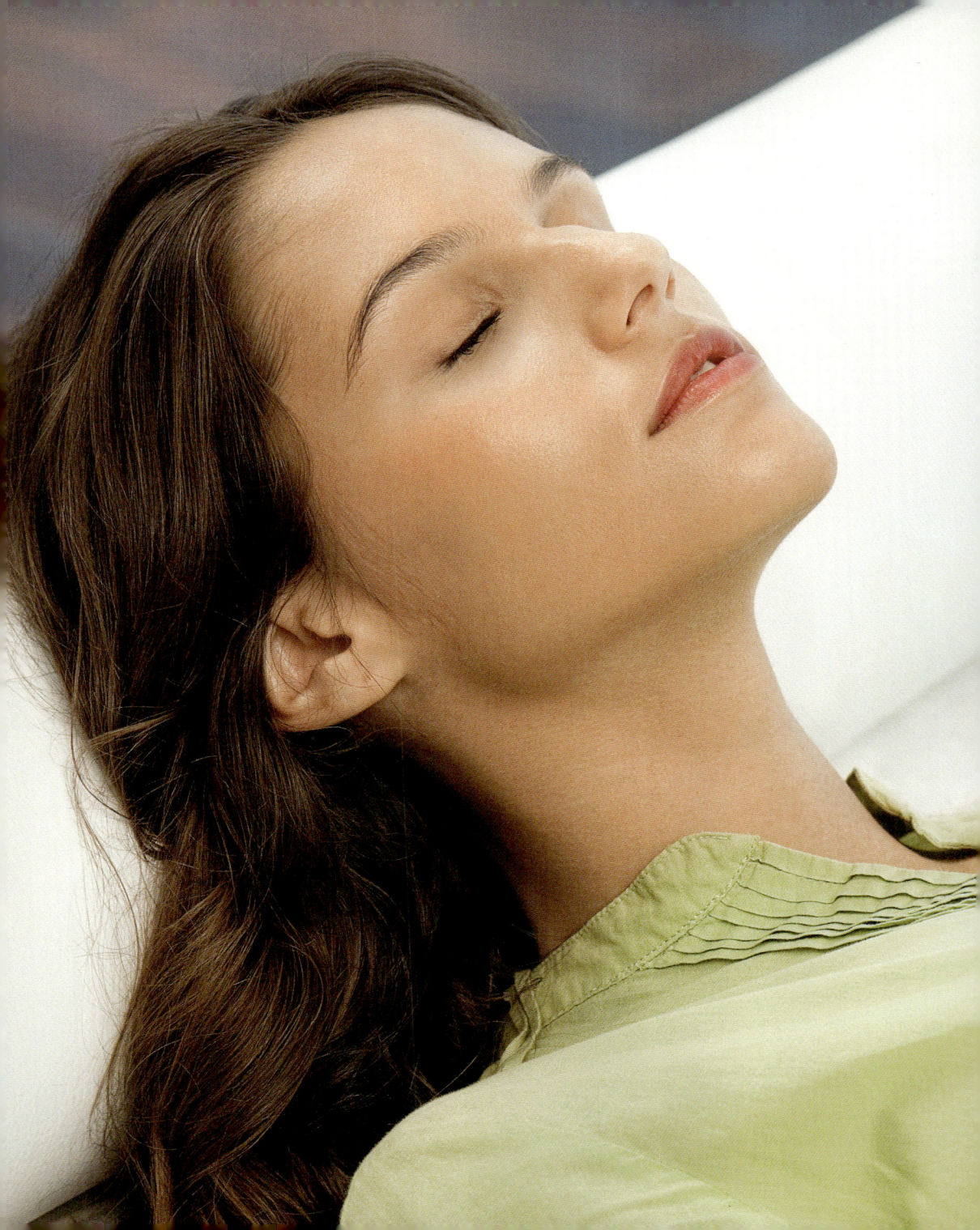

BESCHWERDEN UND THERAPIEN

IN DIESEM KAPITEL LESEN SIE, WIE PSYCHISCHE BESCHWER-
DEN AUS WISSENSCHAFTLICHER SICHT EINGEORDNET WER-
DEN, WELCHE VERSCHREIBUNGSPFLICHTIGEN MITTEL UND
BEWÄHRTEN THERAPIEN ES GIBT.

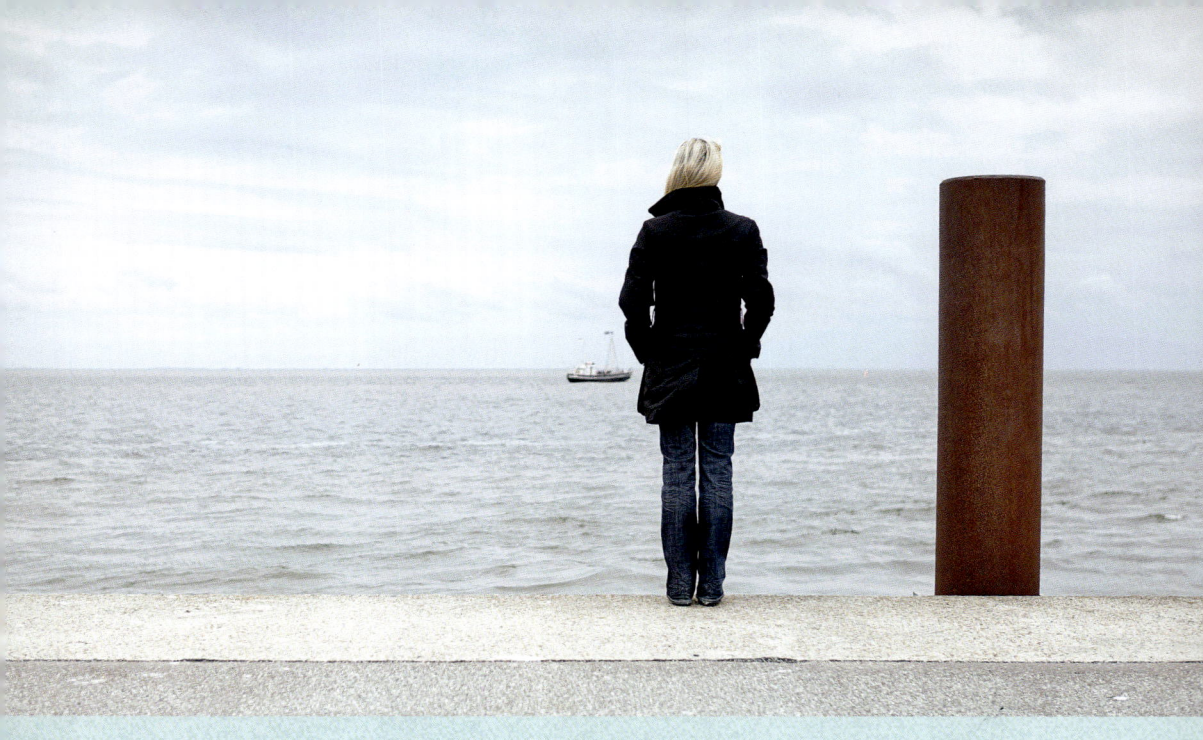

WENN DIE SEELE STREIKT

An manchen Tagen fühlen wir uns einfach schlapp, traurig, genervt, mit dem falschen Fuß aufgestanden. Diese Gefühle gehören zum Leben und haben auch ihre guten Seiten: Wir lernen die sonnigeren Stimmungen mehr zu schätzen und zu genießen. Zudem sind trübe Tage immer eine Gelegenheit zur Bestandsaufnahme: Wie geht es mir in meinem Leben? Ist grundsätzlich alles in Ordnung oder möchte ich etwas ändern?

Wenn die düsteren Gefühle aber andauern, wenn sie unser Leben und unsere Lebensfreude beeinträchtigen, dann heißt es handeln. Der Gang zum Arzt jedoch endet häufig mit einem Rezept, und manchmal wissen die Patienten gar nicht, dass die verschriebenen Medikamente bereits Psychopharmaka sind. Ebenso besteht naturgemäß viel Unsicherheit darüber, ab wann eine seelische Beschwerde überhaupt der Behandlung bedarf.

Seelenweh hat viele Gesichter

In Deutschland werden von Jahr zu Jahr mehr Psychopharmaka verschrieben, vor allem Neuroleptika und Antidepressiva ▶ siehe Seite 20 und 22. Laut dem OECD-Bericht »Health at Glance 2013« verdoppelte sich zwischen 2000 und 2011 der Konsum in Deutschland, inzwischen sind Psychopharmaka eine der umsatzstärksten Arzneimittelgruppen hierzulande. Fachleute gehen davon aus, dass sie einerseits immer früher, also schon bei leichten depressiven Verstimmungen oder leichteren Ängsten, eingesetzt werden. Andererseits gebe es auch immer mehr psychische Störungen durch den Wandel unserer Lebensbedingungen, etwa durch unklare Arbeitsplatzsituationen und wachsende Anforderungen im Beruf.

Warum und wie sich eine psychische Störung entwickelt, ist individuell sehr unterschiedlich. Die Vorgänge in Körper, Geist und Seele sind vielschichtig, selten verlaufen Störungen und Erkrankungen »nach Lehrbuch«. Die Übergänge sind oft fließend. Bevor wir uns im Hauptteil des Buches alternativen Möglichkeiten zuwenden, mit belastenden Gefühlen umzugehen, folgt hier zunächst, ohne Anspruch auf Vollständigkeit, eine Einordnung der häufigsten seelischen Beschwerden aus wissenschaftlicher Sicht, auch um mit einigen Irrtümern im alltäglichen Sprachgebrauch aufzuräumen.

INFO

DIE KLASSIFIKATION NACH ICD
Die nun folgenden Informationen basieren auf dem weltweit anerkannten Diagnoseklassifikationssystem ICD, das von der Weltgesundheitsorganisation (WHO) in regelmäßigen Abständen aktualisiert veröffentlicht wird (die aktuelle Version ist ICD-10). Auf der Website des Deutschen Instituts für Medizinische Dokumentation und Information (DIMDI) lesen Sie den kompletten Text des ICD-10 (die Adresse finden Sie auf Seite 124).

Affektive Störungen

Unter Affektivität versteht man das Gefühls- und Gemütsleben mit seiner ganzen Bandbreite von Emotionen und Stimmungen, ob positiv oder negativ, spontan auftretend und vorübergehend oder länger anhaltend. Bei einer affektiven Störung ist also unsere Stimmungslage überschattet.

Wenn sich unsere Stimmung ändert, dann verändert sich mit ihr meistens auch unsere innere Antriebskraft: Gute Stimmung gibt uns das Gefühl, wir könnten Bäume ausreißen. Ist unsere Stimmung dagegen beeinträchtigt, fällt uns häufig schon das Aufstehen am Morgen schwer.

Unipolar und bipolar

Affektive Störungen unterteilt man in sogenannte unipolare und bipolare Störungen:

- Eine unipolare Störung liegt vor, wenn der
  Betroffene entweder unter einer Depressi-
  on oder einer Manie leidet.
- Bipolare Störungen sind sogenannte ma-
  nische Depressionen, also ein Wechsel von
  Manie und Depression.

MANIE: VOLLDAMPF VORAUS

Besonderes Merkmal der Manie ist eine eu-
phorische Stimmung. Der Mensch ist dann
sehr gesprächig und gesellig, verliert oft die
persönliche Distanz zu anderen. Er benötigt
wenig Schlaf und kann sowohl körperlich
als auch geistig viel leisten, ist dabei rastlos
und innerlich getrieben und hat ständig
neue Ideen, sodass Entspannung ein eher
seltener Zustand ist. Phasenweise geht eine
Manie mit einer Art Größenwahn einher –
dann ist die Gefahr groß, sich durch unrea-
listischen Optimimus und Selbstüberschät-
zung in Schwierigkeiten zu manövrieren.

DEPRESSION: DAS »NICHT-GEFÜHL«

Die Depression beginnt meist schleichend,
typisch sind vor allem die gedrückte Stimmung und die Antriebslosigkeit. Menschen,
die unter einer Depression leiden, sagen
häufig von sich, sie würden nichts mehr fühlen. Sie schlafen und essen meist schlecht
und sind allgemein lustlos und müde. Das
Selbstvertrauen ist im Keller, sie können sich
nicht gut konzentrieren, verlieren zunehmend das Interesse an anderen Menschen.
Depressionen werden in leicht, mittelgradig
und schwer eingeteilt. Bei einer schweren
Depression gesellen sich zu den psychischen
Symptomen oft noch körperliche. Schwer
depressive Menschen haben nicht selten
Selbstmordgedanken, fühlen sich wertlos
und werden von Schuldgefühlen geplagt.

Ursachen und Verlauf

Als mögliche Ursachen für affektive Störungen werden Einsamkeit, erlebte Traumata
bis zu einer genetischen Veranlagung (oder
eine Kombination dieser Faktoren) diskutiert. Auch eine Disharmonie im System der
Neurotransmitter könnte eine Rolle spielen
▸ siehe Kasten Seite 11. Stresszeiten und Le-
benskrisen können Depressionen und Manien zwar auslösen, sind aber wahrscheinlich nicht ursächlich dafür verantwortlich.
Oft beginnt die Manie sehr plötzlich, die
Depression setzt dagegen meist schleichend
ein. Affektive Störungen verlaufen meist in
Zyklen. Zwischen zwei Phasen gibt es häufig
eine Zeit, in der die Symptome verschwinden, manchmal über Jahre.
Mit einem Leben in Balance sowie mit sanften Naturheilverfahren, wie sie in diesem
Buch empfohlen werden, kann der Verlauf
sehr oft günstig beeinflusst werden ▸ siehe ab
Seite 87. Sinnvoll und hilfreich ist auch die
Therapie bei einem erfahrenen Psychotherapeuten ▸ siehe ab Seite 26.

INFO

GEHIRNBOTENSTOFFE

Unsere Gehirnzellen kommunizieren vor allem über biochemische Botenstoffe (Neurotransmitter). Diese werden per elektrischem Impuls ausgeschüttet, wandern zum Endknöpfchen des Axons einer Nervenzelle, von dort über den synaptischen Spalt, docken an einem Rezeptor eines Dendriten der Nachbarzelle an und wandern weiter zu deren Axon ...
Vier besonders wichtige Botenstoffe:

- Acetylcholin: Regelt Aufmerksamkeit, Lernen, die Kommunikation zwischen den Hirnnervenzellen und viele andere Funktionen im Körper.
- Serotonin: Beeinflusst Schmerzempfinden, Schlaf-Wach-Rhythmus, Appetit, Sexualverhalten und Gemütszustand.
- Dopamin: Wichtig für Motivation, Wachheit, Konzentration und Bewegung ▶ siehe Seite 20.
- Adrenalin und Noradrenalin: Sie steuern Aufmerksamkeit, Aktivität, Stress und Erregung.

Die meisten seelischen Störungen werden aus wissenschaftlicher Sicht mit Störungen im Gleichgewicht des Botenstoffsystems in Verbindung gebracht. Folgerichtig setzen viele Medikamente für die Psyche hier an.

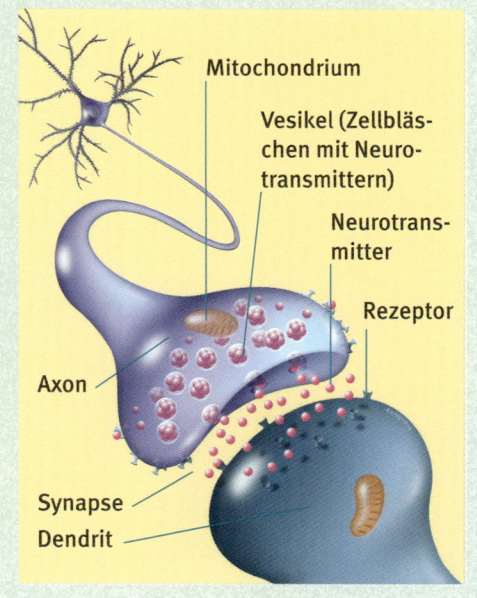

Mitochondrium

Vesikel (Zellbläschen mit Neurotransmittern)

Neurotransmitter

Rezeptor

Axon

Synapse

Dendrit

Angststörungen

Nicht jeder, der beängstigende Situationen durchlebt hat, entwickelt eine Angststörung. Man geht vielmehr davon aus, dass manche Menschen anfälliger sind als andere – hier greifen wahrscheinlich ein dafür empfängliches Nervensystem sowie Erziehung und individuelle Erfahrungen ineinander. Man unterscheidet drei Formen der Angststörung.

Generalisierte Angststörung

Immer wieder, scheinbar ohne realen Grund, treten Angstgefühle auf, einhergehend mit Nervosität, Zittern, Muskelanspannung, Schwitzen, Benommenheit, Herzklopfen, Atemnot, Schwindelgefühlen oder Oberbauchbeschwerden. Betroffene fürchten, sie oder ein Angehöriger könnten demnächst erkranken oder verunglücken.

Panikstörungen

Da die Angst sich dabei nicht auf etwas Konkretes bezieht, ist eine Panikattacke nicht vorhersehbar. Eine besonders große Belastung für die Betroffenen: Sie haben Angst vor der Angst, leben in einem Teufelskreis. Die Symptome gleichen denen einer Angststörung, sind aber noch intensiver und wirken zuweilen lebensbedrohlich.

Phobien

Diese Ängste sind klar definiert, richten sich fast immer auf eigentlich ungefährliche Situationen, die als bedrohlich erlebt werden. Oft führt schon der Gedanke an die Situation zu Symptomen wie Herzrasen, Schwäche, Kontrollverlust und Panik. Die Phobie kann sich auf Menschenmengen, öffentliche Plätze, Fliegen im Flugzeug beziehen, darauf, das Haus zu verlassen, auf Spinnen, Dunkelheit, Höhen, geschlossene Räume, Fahren im Lift … Oftmals bringen Betroffene sehr viel Energie und Zeit auf, um die als bedrohlich erlebte Situation zu umgehen.

Zwangshandlungen und Zwangsgedanken

Fast jeder kennt das: Man schaut dreimal nach, ob der Herd ausgeschaltet oder die Wohnungstür abgeschlossen ist. Man bekommt eine Textzeile nicht aus dem Kopf und muss sie tagelang »wiederkäuen«. Vorübergehend, etwa in stressigen Lebenslagen, ist das harmlos. Verfestigt sich die Marotte jedoch, kann sie uns fest im Griff haben, ebenso wie zwanghafte Gedanken à la »Ein Unfall wird geschehen, wenn ich vorm Überqueren der Straße nicht bis 50 zähle«. Was bei Kindern spielerisch ist, etwa »Nicht auf die Ritzen im Gehsteig treten!«, ist für manche Erwachsene bitterer Ernst. Innere Zwänge lassen sich nicht einfach ausschalten. Oft treten sie in Kombination mit anderen seelischen Problemen wie Panik, Phobien oder Depressionen auf.

Belastungs- und Anpassungsstörungen

Hier gibt es immer eine klare Ursache: Ein Mensch hat etwas Schreckliches erlebt, das er nicht aushalten und verarbeiten kann. Er findet keinen anderen Ausweg, als das Trauma zu verdrängen. Der Versuch, weiter ein normales Leben zu führen, misslingt, denn tief im Inneren arbeitet das Erlebte weiter. So verfolgen ihn oft Albträume, in denen er den Unfall, den Todesfall, den Kriegseinsatz, den bewaffneten Überfall … immer wieder erlebt. Auch eine Trennung oder andere Veränderung wie Eintritt ins Rentenalter, Verlust des Arbeitsplatzes können Menschen traumatisieren. Aus Angst vor den Träumen wollen sie nicht schlafen: ein Teufelskreis. Sie fühlen sich abgestumpft, teilnahmslos und gleichgültig anderen und sich selbst gegenüber. All das macht es sehr schwer, den Alltag noch zu bewältigen.

Dissoziative Störungen

Hierzu zählen beispielsweise Amnesie (Gedächtnisverlust), Identitätsstörung (eine Person mit mehreren Identitäten) oder das Gefühl, von sich beziehungsweise dem Körper getrennt und entfremdet zu sein. Normalerweise verarbeitet das Gehirn alle Wahrnehmungen so, dass wir sie, im Gedächtnis nach Raum und Zeit geordnet, als stimmiges Ganzes empfinden. Was selbstverständlich erscheint, ist ein komplexes Zusammenspiel kognitiver Prozesse. Lösen sich zwei oder mehr dieser Prozesse voneinander und verlaufen getrennt, nennt man das Dissoziation. Wir kennen harmlose dissoziative Phänomene, etwa wenn wir, in eine Aufgabe versunken, das Zeitgefühl vorübergehend verlieren. Krankheitswert hat es, wenn die Störungen aufgrund von Unfällen oder anderen traumatischen Ereignissen auftreten. Dies betrifft rund jeden Zehnten mindestens einmal im Lauf seines Lebens!

Somatoforme Störungen

Hiervon spricht man, wenn es für anhaltende körperliche Beschwerden keine ausreichende medizinische Begründung gibt (gr. soma = Körper). Oft wechseln die Symptome, sodass der Arzt seinen Patienten häufig nicht mehr ernst nimmt. Manchmal gehen die Beschwerden mit einer hypochondrischen Störung einher, dann wird ein normales körperliches Empfinden oder eine harmlose Missempfindung als Beginn einer schlimmen Krankheit gesehen. Der Betroffene beschäftigt sich nur noch mit seinen körperlichen Befindlichkeiten. Die Angst vor Krankheit, das Unverständnis von Arzt und Familie lässt ihn oft zusätzlich in eine Angststörung oder Depression schlittern.

INFO

URSACHEN

Die vier ab Seite 11 beschriebenen Störungen fasst das ICD-10 ▶ siehe Seite 9 zusammen unter dem sperrigen Begriff »Neurotische, Belastungs- und somatoforme Störungen«. Als Ursachen betrachtet man bisher ein Ineinandergreifen von Umweltfaktoren (wie Erlebnissen und Prägungen) und Veränderungen im Botenstoffhaushalt des Gehirns ▶ siehe Seite 9.

NEUROSE, PSYCHOSE UND BORDERLINE

Diese drei Begriffe fallen im täglichen Sprachgebrauch oft und werden häufig verwechselt oder falsch interpretiert. Deshalb hier eine Begriffsklärung.

NEUROSE

Mit dem Sammelbegriff der Neurose bezeichnet man Symptome wie Depressionen, Angst und Zwänge ▸ siehe Seite 9. Es handelt sich dabei um psychische Störungen ohne körperliche Ursachen. Das charakteristische Merkmal einer Neurose ist: Davon betroffene Menschen verlieren nicht den Bezug zur Realität. Ihnen ist durchaus bewusst, dass sie lediglich in einigen Situationen übersteigert reagieren.

PSYCHOSE

Die Psychose verzerrt im Gegensatz zur Neurose den Blick auf die Realität, sie ersetzt die klare Wahrnehmung der Wirklichkeit durch eine wahnhafte Vorstellung. Diese erscheint dem Betroffenen allerdings sehr real. Zu den Psychosen gehören zum Beispiel manische Depressionen ▸ siehe Seite 10 und die Schizophrenie ▸ siehe Seite 15. Wissenschaftlich gesichert ist, dass bei einer Psychose eine Störung der Neurotransmitter ▸ siehe Kasten Seite 11 beteiligt ist. Ebenfalls als Ursache diskutiert wird eine beeinträchtigte Entwicklung des Gehirns und damit einhergehend eine geringe persönliche Belastungsgrenze.

BORDERLINE-STÖRUNG

Zwischen Psychose und Neurose ist die sogenannte Borderline-Störung angesiedelt – daher auch der Name: Die borderline ist die Grenzlinie zwischen den beiden Störungen, die der Betroffene immer wieder überschreitet: Psychosen und Neurosen treten abwechselnd auf. Sowohl für die Betroffenen als auch für ihre Angehörigen und Partner ist diese Erkrankung eine sehr große Belastung und Beeinträchtigung. Borderline-Patienten haben oftmals ein gestörtes Verhältnis zu sich selbst, sie haben panische Angst vor Erkrankungen, beobachten sich ständig selbst. Sie sind kaum beziehungsfähig, denn sie haben Angst vor Nähe, aber ebenso vor dem Alleinsein. Sie idealisieren ihren Partner im gleichen Maße, wie sie ihn abwerten. Oft kommen weitere Störungen wie eine starke Tendenz zu Selbstverletzung oder Depressionen dazu. Es besteht Suizidgefahr.

Weitere Erkrankungen

Alle bisher genannten Störungen sind nur bedingt selbst zu behandeln. Bei den nun folgenden muss in jedem Fall ein erfahrenes therapeutisches Team zur Seite stehen.

Paranoide Störungen

Die Betroffenen sind übertrieben misstrauisch und fest davon überzeugt, dass andere Menschen ihnen Böses wollen. Es werden ungerechtfertigte Verdächtigungen geäußert, auch Eifersuchtswahn gehört dazu. Man vermutet, dass auch hier ein gestörter Hirnstoffwechsel, also ein Ungleichgewicht im System der Nervenbotenstoffe ▸ siehe Seite 11, für die Erkrankung zuständig ist.

Dissoziale Störungen

Betroffene mit einer dissozialen Persönlichkeitsstörung können sich nicht in andere hineinversetzen und friedlich mit ihnen zusammenleben (dies nennt man Soziopathie). Sie wirken kalt und herzlos, beschuldigen andere zu Unrecht, sind impulsiv und neigen auch zu Gewalttätigkeiten. Die Ursachen dürften in einem Mangel an Liebe und Fürsorge in der Kindheit liegen sowie zudem in genetischen Faktoren, die eine Störung der Gehirnbotenstoffe bedingen. Eine besonders schwere dissoziale Störung ist die Psychopathie. Empathie, Gewissen, Schuldbewusstsein und soziale Verantwortung fehlen Betroffenen völlig, ebenso kennen sie keine Angst. Psychopathen sind nicht leicht zu erkennen, sie können gut Gefühle vortäuschen, sind manipulativ, häufig charmant und sehr erfolgreich.

Schizoide Störungen

Menschen mit solchen sozialen Kontaktstörungen sind einzelgängerisch, wirken kühl und abweisend, tun sich schwer, Gefühle authentisch auszudrücken oder Freude zu empfinden. Es ist ihnen egal, was andere von ihnen halten. Die Ursachen sind nicht abschließend geklärt, sicher scheint aber, dass es eine familiäre Häufung gibt und es sich meist um im Grunde sehr feinfühlige und verwundbare Menschen mit schlimmen frühkindlichen Erlebnissen handelt.

Schizophrenie, wahnhafte Störungen

Hier gelingt die Abgrenzung zwischen Ich und Umwelt nicht mehr. Betroffene können das Gefühl haben, ein anderes Wesen (etwa der Teufel) nehme ihre Gedanken in Besitz. Auch Halluzinationen und Stimmenhören können sie peinigen. Die Störungen können episodisch oder kontinuierlich verlaufen. Man nimmt an, dass es sich um ein Zusammenspiel von Umweltfaktoren, genetischer Veranlagung, der eigenen Biographie und einem Ungleichgewicht der Gehirnbotenstoffe handelt. Wie bei den schizoiden Störungen trifft es meist prinzipiell feinfühlige, verletzliche, wenig belastbare Menschen.

Organische / symptomatische psychische Störungen

Unter diesem Oberbegriff versammelt man Krankheiten, deren Ursache in einer Schädigung des Gehirns liegen, ob als Folge einer Verletzung oder einer Erkrankung. Ein typisches Beispiel ist die Demenz – wiederum ein Oberbegriff für Erkrankungen, die mit dem Verlust geistiger Fähigkeiten einhergehen. Bei der besonders häufig vorkommenden Demenz vom Typ Alzheimer ist das Gleichgewicht mancher Botenstoffe im Gehirn gestört. Ursächlich kommt dies durch eine Degeneration von Nervenzellen im Gehirn zustande. In den meisten Fällen beginnt die Alzheimer-Demenz schleichend. Zu ihren Symptomen gehören Störungen des Denkens, Erinnerns, der Orientierung, der Sprache und des Urteilsvermögens. Eine Demenz kann sich auch durch einen Hirninfarkt, die Creutzfeldt-Jakob-Krankheit (schwammige Veränderung des Hirngewebes), Alkoholismus, langfristigen Vitamin-B$_{12}$-Mangel und anderes entwickeln.

Verhaltensauffälligkeiten mit körperlichen Störungen

Von Essstörungen wie Anorexie (Magersucht) und Bulimie (Ess-Brech-Sucht) sind meist Mädchen und junge Frauen betroffen, zunehmend auch Jungen und Männer. Bei Anorexie essen die Betroffenen sehr wenig und treiben übermäßig Sport. Bei Bulimie wechseln Essattacken mit selbst eingeleitetem Erbrechen. Teils werden Appetitzügler und Diuretika oder Abführmittel eingenommen. Therapeuten sehen die Ursachen vor allem in den vorgegaukelten Idealen aus den Medien, weitere mögliche Auslöser sind Belastungen wie Umzug, Schulwechsel, Trennung der Eltern, Tod eines Nahestehenden. Beiden Erkrankungen liegt eine pathologische Angst, zu dick zu sein, zugrunde, sie führen je nach Schweregrad zu Unterernährung mit Mangelerscheinungen. Vorübergehende Essprobleme kennen dagegen viele, etwa aus Trauer oder nach einer Trennung. Auch alle Formen von Schlafstörungen und sexuellen Störungen, die keine körperliche Ursache haben, gehören zu dieser Gruppe.

Eine Demenz macht es zunehmend schwieriger, sich zu orientieren.

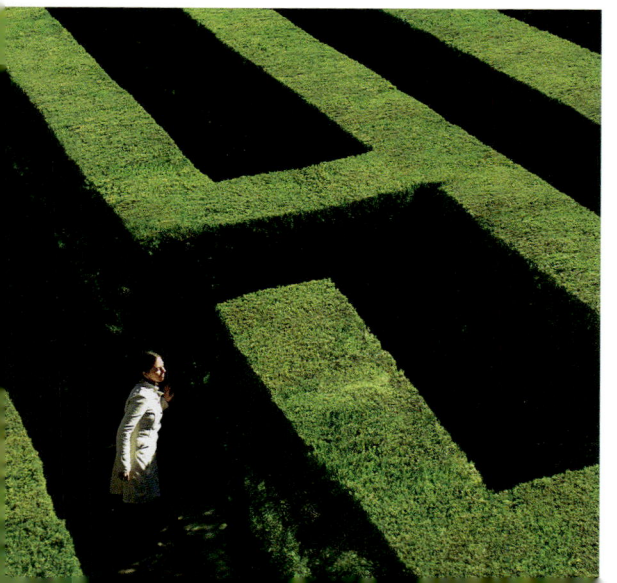

Verhaltens-/emotionale Störungen in Kindheit und Jugend

Diese Störungen haben ihren Beginn meist früh im Leben. Sie können aber später auch den Erwachsenen noch betreffen.

AD(H)S

ADS / ADHS (Aufmerksamkeitsdefizit-Syndrom / mit Hyperaktivität) beginnt oft vor dem fünften Lebensjahr. Das Kind kann sich nicht gut konzentrieren, ist sprunghaft im Denken und Handeln. Kinder mit ADS sind eher verträumt. Kommt Hyperaktivität hinzu, haben sie einen erhöhten Bewegungsdrang, sind zappelig, impulsiv, distanzlos und unachtsam, weshalb sie häufig Unfälle und Missgeschicke erleben und bei ihren Mitmenschen jeden Alters ein ums andere Mal »gegen die Wand fahren«. Das führt sie zusätzlich in Frust und Isolation.
Man geht von einer gestörten Regulation der Neurotransmitter aus. Vor allem Noradrenalin und Dopamin sind ins Ungleichgewicht geraten, was in diesem Fall zu Reizüberflutung führt, weil das Kind Eindrücke nicht nach wichtig und unwichtig sortieren kann.

Störungen des Sozialverhaltens

Dazu wird aggressives und aufsässiges Verhalten gezählt, Grausamkeiten gegenüber anderen Lebewesen, Zerstörungswut, Zündeln, Stehlen … in erheblichem Ausmaß, nicht das Klauen von Kaugummi aus Übermut oder als Mutprobe. Erst ab etwa sechs Monaten wiederholtem Fehlverhalten oder bei besonders gravierenden Taten wie Tierquälerei spricht man von einer Störung im Sozialverhalten. Die Ursachen dürften vor allem bei Problemen in der Familie und belastenden Erlebnissen liegen, möglicherweise auch in der genetischen Veranlagung.

Entwicklungsstörungen

Hierzu gehören die meisten Sprach-, Lese-, Rechen- und Rechtschreibstörungen. Eine besonders tief greifende Entwicklungsstörung ist der Autismus. Man findet hier viele außergewöhnlich begabte Menschen, denen aber die Kompetenz zur Kommunikation und Interaktion fehlt. Als Ursache werden Störungen in der Hirnentwicklung sowie auch genetische Störungen diskutiert.

Tics

Unwillkürliches Blinzeln, Augenbrauenhochziehen, plötzlich und grundlos geäußerte Laute: Dies und Ähnliches tritt bei vielen Kindern auf, bei Jungen häufiger als bei Mädchen. Als Ursache geht man von einer Störung der Botenstoffe im Gehirn aus. Zur Diskussion stehen auch genetische Faktoren, da es eine familiäre Häufung gibt. Meist verschwinden Tics innerhalb von sechs Monaten wieder. Es gibt aber auch schwere Tics bis hin zum Tourette-Syndrom mit komplexen Bewegungsfolgen und Äußerungen.

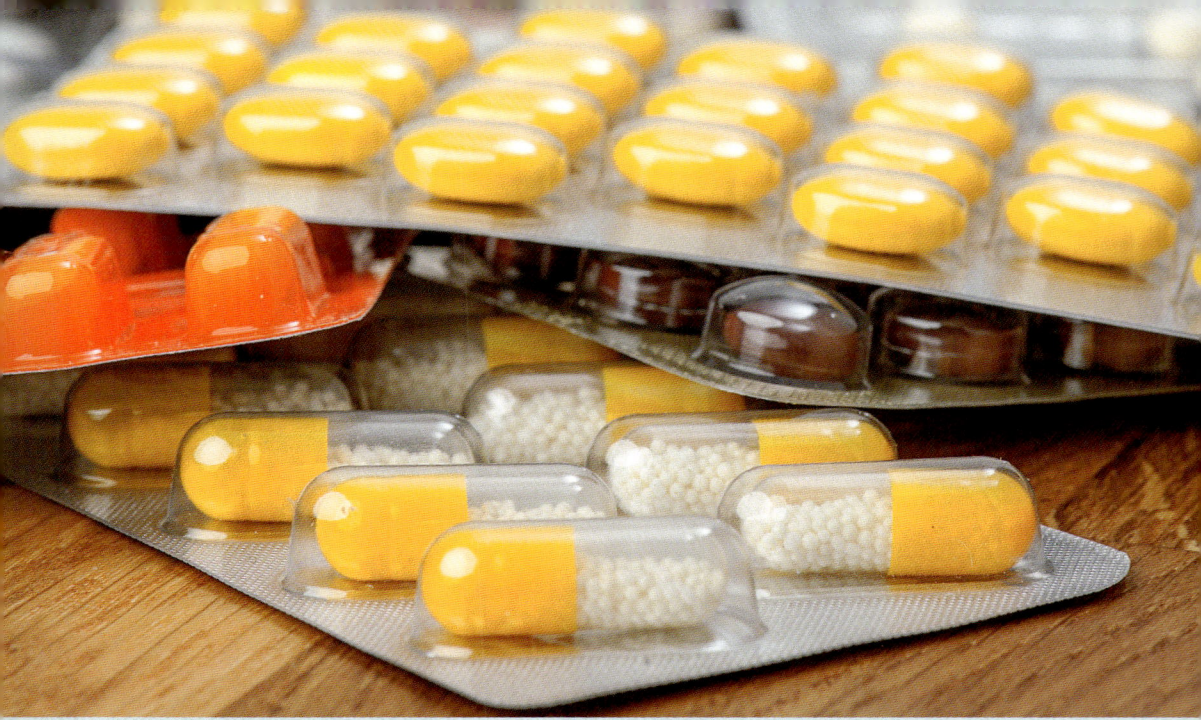

CHEMISCHE PSYCHOPHARMAKA

Chemisch erzeugte Psychopharmaka sind verschreibungspflichtige Arzneimittel, die auf Seele und Geist gezielt Einfluss nehmen, etwa indem sie in das feine System der Neurotransmitter ▸ siehe Seite 11 eingreifen. Verschreiben kann sie nur ein Psychiater.

Bis zur Entwicklung moderner Psychopharmaka war es ein weiter Weg. Noch vor nicht allzu langer Zeit wurden Menschen mit psychischen Störungen von der Gesellschaft abgeschottet, sie bekamen oft Rauschmittel wie Kokain oder Opium verabreicht. Abgelöst wurde diese »Therapieform« durch die Gabe von Beruhigungsmitteln, den sogenannten Sedativa oder Hypnotika. Therapeutischer Nutzen oder gar eine Genesung waren in weiter Ferne. Das änderte sich mit der Entwicklung individueller Therapien und moderner Arzneien, wie sie auf den folgenden Seiten beschrieben sind.

Seelenhelfer mit Licht und Schatten

1950 synthetisierte der Chemiker Paul Charpentier einen Wirkstoff, den er Chlorpromazin nannte. Er schrieb ihm eine antipsychotische, stark beruhigende Wirkung zu. 1952 erklärten die französischen Psychiater Jean Delay und Pierre Deniker, dass sie eine beruhigende Wirkung bei manischen Patienten beobachteten. 1953 kam das Medikament Megaphen® mit dem Wirkstoff Chlorpromazin auf den Markt. Wie so oft in der Geschichte neuer Medikamente wurde es häufig unkritisch und vorschnell eingesetzt. Dennoch kann man die Einführung des Wirkstoffs als Beginn der Entwicklung moderner Psychopharmaka sehen.

So wirken Psychopharmaka

Die Mittel wirken auf den Botenstoffhaushalt im zentralen Nervensystem und beeinflussen so Stimmung, Fühlen, Denken und Wahrnehmung. Für viele Menschen mit schweren psychischen Störungen sind sie ein Segen, denn sie können ihnen ein einigermaßen normales Leben ermöglichen. Deshalb sind sie aus der modernen Psychotherapie nicht mehr wegzudenken. Auch bei mittelschweren Störungen können sie im Sinne einer Initialzündung gute Dienste leisten, zum Beispiel um in einer depressiven Stimmungslage Kraft und Mut aufzubringen, nach einem passenden Therapeuten zu suchen. So stellt sich wieder das Gefühl ein, Kontrolle über das eigene Leben zu haben. Je nach Substanz greifen Psychopharmaka an unterschiedlichen Stellen im Stoffwechsel des zentralen Nervensystems ein. Sie werden gemäß ihrem jeweiligen Wirkprinzip in verschiedene Gruppen eingeteilt, die Übergänge sind dabei aber fließend. Ihre komplexe Wirkungsweise wird in den nun folgenden Mittelsteckbriefen vereinfacht dargestellt.

WICHTIG

RISIKEN ABWÄGEN

Psychopharmaka, ob chemisch oder pflanzlich, können nicht alleinige Heilmittel sein, die Therapie muss auf mehreren Säulen fußen ▸ siehe ab Seite 26. Oft haben chemische Arzneien zudem schwere Nebenwirkungen, vor allem zu Beginn und nach dem Ende der Einnahme. Hier muss gemeinsam mit dem Arzt sorgfältig abgewogen werden! Auch ist seine Begleitung in der Zeit der Einnahme wichtig, vor allem wenn die Stimmungslage verzweifelt ist. So wie Psychopharmaka den Lebensmut wieder wecken können, so können sie vor allem zu Beginn auch den entscheidenden Impuls geben, sich etwas anzutun.

Neuroleptika (Antipsychotika)

Neuroleptika (griech. neuron = Nerv, lepsis = ergreifen), oft auch Antipsychotika genannt, wirken dämpfend und beruhigend auf das Nervensystem. Zu ihnen gehören alle Medikamente, die auf psychotische Erkrankungen wie affektive Störungen ▸ siehe Seite 9, Schizophrenie und paranoide Störungen ▸ siehe Seite 15 einwirken. Sie dämpfen Aggressivität und lindern Bewegungsstörungen, die durch psychische Erregung hervorgerufen werden. Zudem beeinflussen sie gestörte Denk- und Verhaltensmuster, Halluzinationen und Ich-Störungen. Eingesetzt werden sie also vor allem bei Schizophrenie, Demenz, Manien und bipolaren Erkrankungen ▸ siehe Seite 10, in sehr niedriger Dosierung auch bei Angststörungen. Am Abend vor einer geplanten Operation werden sie oft zur Beruhigung verabreicht.
Es gibt zwei »Sorten« von Neuroleptika: Unter den sogenannten typischen Neuroleptika versteht man die alte Generation mit teilweise heftigen Nebenwirkungen, unter den atypischen die neue Generation von Mitteln, die wesentlich besser verträglich sind.

So wirken Neuroleptika

Die Mittel beeinflussen die Neurotransmitter (Nervenbotenstoffe) Dopamin und Serotonin. Beide gehören zu den sogenannten Glückshormonen und haben vielfältige Aufgaben sowohl im Nervensystem als auch auf der körperlichen Ebene. Um die Wirkweise von Neuroleptika zu verstehen, ist etwas Grundwissen über die beiden Botenstoffe hilfreich ▸ siehe Kasten Seite 11.

- Serotonin schenkt uns Gelassenheit und innere Ruhe. Ein Zuviel kann jedoch Unruhe und Halluzinationen zur Folge haben, ein Mangel kann hingegen zu depressiven Verstimmungen, Ängsten und Aggressionen führen.
- Dopamin ist ein Meister der Wahrnehmungsverfeinerung. Bei zu viel Dopamin im Gehirn nehmen wir auch zu viel wahr, bis hin zur Reizüberflutung. Der natürliche Schutzfilter funktioniert dann nicht mehr, wir können Unwichtiges nicht mehr ausblenden. Zu wenig Dopamin dagegen kann zu Antriebslosigkeit bis hin zu depressiven Verstimmungen und in schweren Fällen zur Parkinson-Krankheit (früher Schüttellähmung genannt) führen.

Nebenwirkungen von Neuroleptika

Die Abschwächung der Dopaminwirkung verursacht vor allem Konzentrationsstörungen und Müdigkeit, verlangsamte Reaktionsfähigkeit, Schwitzen, Herzrasen, Libido- und Potenzstörungen, Gewichtszunahme und Schlaflosigkeit. Bei hochpotenten Neuroleptika (siehe Verabreichungsformen) können Tics, Parkinson und (manchmal auch unheilbare) Bewegungsstörungen durch Schäden im Gehirn dazukommen.

Allerdings konnten die unerwünschten Wirkungen bei modernen Neuroleptika in zunehmendem Maße umgangen werden, da sie gezielter wirken.

Neuroleptika haben kein Abhängigkeitspotenzial. Während der Zeit der Einnahme muss das Blutbild regelmäßig kontrolliert werden, manchmal beeinflussen die Medikamente die Bildung der weißen Blutkörperchen im Knochenmark. Will man die Einnahme beenden, müssen die Mittel »ausgeschlichen« werden, das heißt, unter der regelmäßigen Kontrolle des behandelnden Arztes wird die Dosis langsam reduziert. Denn bei einem plötzlichen Absetzen kann es zu heftigen Nebenwirkungen kommen.

Verabreichungsformen

Neuroleptika gibt es zur Anwendung als tägliche Tabletteneinnahme und als Depotspritze. Diese kommt einmal zur Anwendung, die Wirkung hält dann je nach Medikament bis zu mehreren Wochen vor.

Es gibt die Mittel in drei »Stärken«:

- Hochpotente Neuroleptika wirken stark antipsychotisch, weniger beruhigend. Sie werden wegen der ernsten Nebenwirkungen nur kurzfristig eingesetzt.
- Mittelpotente Neuroleptika wirken ähnlich stark antipsychotisch wie beruhigend.
- Niedrigpotente Neuroleptika schließlich wirken vor allem beruhigend und weniger antipsychotisch.

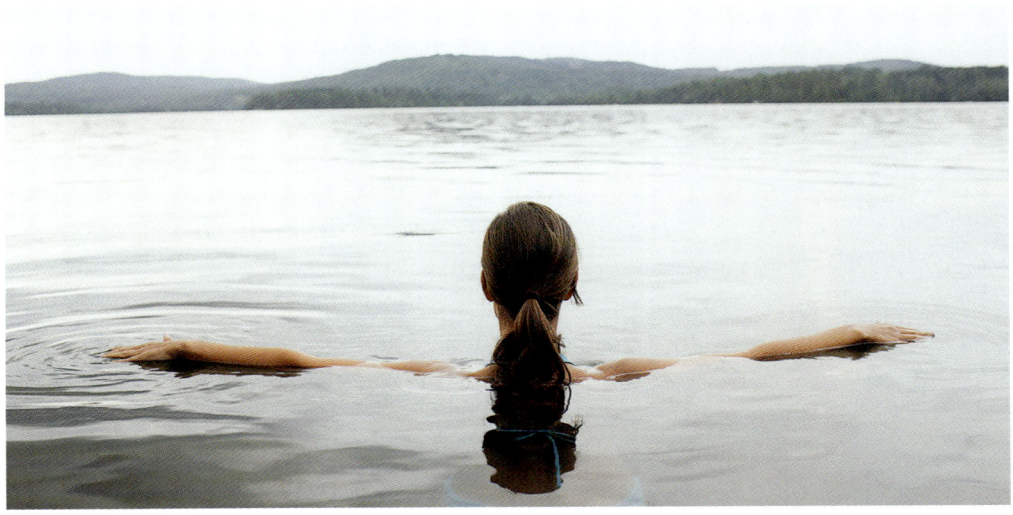

Der Botenstoff Serotonin schenkt uns Gelassenheit und innere Ruhe. Bei einem Mangel an diesem wichtigen Neurotransmitter gerät die Psyche leicht in unruhige See.

Antidepressiva

Diese Medikamente werden vor allem bei Depressionen, Angst- und Zwangsstörungen gegeben sowie bei chronischen Schmerzen. Ihre Wirkungsweise ist je nach Art sehr verschieden, alle wirken aber stimmungsaufhellend. Es gibt dämpfende, neutral wirkende und antriebssteigernde Antidepressiva.

So wirken Antidepressiva

Bei einer Depression besteht ein Mangel an Neurotransmittern im Gehirn, zum Beispiel sind zu wenig Serotonin und Noradrenalin verfügbar. Die meisten Antidepressiva greifen genau in diese Lücke und machen die fehlenden Neurotransmitter wieder verfügbar, indem sie zum Beispiel den Rücktransport dieser Botenstoffe an den Speicherort hemmen, die Rezeptoren ▸ siehe Abbildung Seite 11 besetzen oder den Abbau der ausgeschütteten Neurotransmitter hemmen.

Nebenwirkungen von Antidepressiva

Mögliche Nebenwirkungen können unter anderem Schwitzen, Mundtrockenheit, Störungen der Augen, Probleme beim Harnlassen, Verstopfung, Übelkeit, Herzrasen, Bluthochdruck, Schwindel, Kopfschmerzen, Gewichtszunahme, Unruhe und Müdigkeit, Nervosität bis hin zu sexuellen Störungen sein. Meist klingen diese Nebenwirkungen im Laufe der Behandlung ab.

Von Antidepressiva wird man normalerweise nicht abhängig. Wegen der Vielfalt an möglichen Nebenwirkungen vor allem zu Beginn der Behandlung ist es anzuraten, die Medikamente einzuschleichen, also die Dosis langsam zu steigern. Bis die Mittel wirken, vergehen oft 2 bis 4 Wochen. In dieser Zeit sollte vom Autofahren oder Bedienen gefährlicher Maschinen abgesehen werden. Um die Einnahme zu beenden, wird das Medikament »ausgeschlichen«, um starke Nebenwirkungen zu vermeiden, die durch ein abruptes Absetzen ausgelöst würden.

Tranquilizer

Diese Mittel (von lat. tranquillare = beruhigen) wirken schnell und werden oft auch von Allgemeinärzten oder Internisten verschrieben. Einer der bekanntesten Wirkstoffe ist Diazepam, das viele unter dem Namen Valium® kennen.

Tranquilizer wirken vor allem beruhigend und schlaffördernd – Reize kommen dann nur noch gedämpft an, Patienten beschreiben die Wirkung wie unter einer warmen, entspannten Glocke. Die Mittel werden bei Angststörungen, Unruhe und Schlafstörungen, vor einem operativen Eingriff sowie bei Problemen wie Stress, psychosomatischen Störungen und Neurosen verabreicht.

Andere Arten wirken vorwiegend krampflösend und muskelentspannend, weshalb auch Epilepsie in ihren Wirkungskreis gehört.

So wirken Tranquilizer

Am häufigsten kommen sogenannte Benzo-diazepine als Tranquilizer zum Einsatz. Sie verstärken die Wirkung des Neurotransmit-ters GABA (γ-Aminobuttersäure), der die Aktivität von Nervenzellen hemmt. Tran-quilizer wie Benzodiazepine verstärken die beruhigende, angst- und krampflösende Wirkung von GABA. Dadurch werden die Nervenzellen unempfindlicher für Reize von außen, was wiederum die Verarbeitung der noch empfangenen Reize einfacher macht. Die Mittel wirken ausgesprochen schnell.

Nebenwirkungen von Tranquilizern

Hierzu zählen Müdigkeit, Konzentrations-störungen, Schwindel und eine einge-schränkte Leistungsfähigkeit. Bei höherer Dosierung und längerer Einnahme kann es außerdem zu Gangunsicherheit und musku-lären Koordinationsschwierigkeiten kom-men, auf der psychischen Ebene zu Gleich-gültigkeit und vermehrter Realitätsflucht. Es wird aufgrund der Nebenwirkungen empfohlen, während der Einnahme sowohl das Autofahren als auch die Bedienung ge-fährlicher Maschinen zu unterlassen. Tranquilizer führen innerhalb kurzer Zeit (rund 4 Wochen) zur Abhängigkeit, deshalb muss der Arzt Risiko und Nutzen einer län-geren durchgehenden Anwendung sehr gut abwägen. Die Mittel müssen bei Beendigung der Einnahme »ausgeschlichen« werden.

INFO

MILLIONENGESCHÄFT

Laut dem Barmer GEK Arzneimittelre-port von 2011 liegt der Umsatz der Pharmaindustrie durch Tranquilizer bei rund 29,5 Millionen Euro. 2010 wurden fast 9,9 Millionen Packungen verkauft, zum Glück dennoch 5 % we-niger als 2009. Forscher gehen davon aus, dass zirka 1,1 bis 1,2 Millionen Menschen von diesen Mitteln abhän-gig sind. Einige schätzen die Zahl so-gar auf 1,9 Millionen. Vor allem ältere Frauen über 60 Jahren gehören zu der suchtgefährdeten Gruppe.

Hypnotika

Jedes schlafauslösende Medikament wird als Hypnotikum (von griech. hypnos = Schlaf) bezeichnet, ist also ein Stoff, der den Schlaf-vorgang fördert. Auch verschiedene Sedativa (Beruhigungsmittel) und Narkotika (Betäu-bungsmittel) zählen zur Arzneimittelgruppe der Hypnotika. Die Grenzen dieser Gruppe sind also fließend, auch Neuroleptika ▸ **siehe Seite 20**, Antidepressiva und Tranquilizer ▸ **siehe Seite 22** werden bei Schlafstörungen eingesetzt. Die genaue Wirkungsweise un-terscheidet sich jeweils nach der Art des ein-gesetzten Mittels.

WEITERE BEGRIFFE

- Generika sind (meist günstigere) Kopien eines bereits als Marke eingeführten Medikaments. Hilfsstoffe und Herstellungsverfahren können abweichen.
- Geriatrika steigern die Leistungsfähigkeit älterer Menschen.
- Antidementiva werden vor allem bei älteren Menschen mit Demenz eingesetzt. Sie erhöhen die Konzentration des Botenstoffs Acetylcholin im synaptischen Spalt oder blockieren die Wirkung des Botenstoffs Glutamat, andere fördern die Gehirndurchblutung oder den Gehirnstoffwechsel.

Nebenwirkungen von Hypnotika

Alle Hypnotika schränken das Reaktionsvermögen ein, je nach Mittel kann es zu Tagesmüdigkeit, Gleichgültigkeit, Antriebsstörungen und / oder Konzentrationsschwäche kommen. Es können prinzipiell alle Nebenwirkungen der jeweiligen Stoffgruppe auftreten sowie weitere spezifische Risiken, besonders eine Abhängigkeit. Wird etwa zur Schlafförderung ein Tranquilizer eingesetzt, ist die Gefahr einer Abhängigkeit höher als bei einem Antidepressivum.

Psychostimulanzien

Wie die Hypnotika ist auch dies keine eigenständige Substanzgruppe. Es handelt sich generell um Wirkstoffe, die Aktivität und Aufmerksamkeit kurzzeitig steigern, also anregend wirken. Koffein, Alkohol und Nikotin gehören dazu, ebenso Kokain. Der bekannteste Wirkstoff der Gruppe ist Amphetamin. Psychostimulanzien werden auch als Appetitzügler eingesetzt sowie bei Kindern mit ADHS ▸ siehe Seite 17, vor allem die Stoffgruppe Methylphenidat (wie Ritalin®).

So wirken Psychostimulanzien

Als Ursache für Antriebslosigkeit geht die Medizin derzeit von einem Mangel an Dopamin und Noradrenalin aus. Je nach Wirkstoff werden zum Beispiel die Transportproteine für diese Nervenbotenstoffe blockiert oder die Wiederaufnahme von ausgeschüttetem Noradrenalin in die Zellen wird gehemmt. So steigt dessen Konzentration im Zwischenraum der Nervenzellen. Die Mittel wirken meist schnell.

Nebenwirkungen der Mittel

Methylphenidat hat bei Kindern angeblich kein Abhängigkeitspotenzial. Allgemein können Psychostimulanzien je nach Substanz Schlaflosigkeit, Schlafstörungen, Appetitlosigkeit, Herzrasen, Kopfweh, Bauchweh und erhöhten Blutdruck hervorrufen, ebenso Depressionen, Angst und Verwirrtheit.

WICHTIGE EINNAHMEREGELN

Wer vom Arzt verschriebene Psychopharmaka einnimmt, sollte stets
auf die folgenden wichtigen Punkte achten.

DOSIERUNG EINHALTEN

Es ist sehr wichtig, die vom Arzt verschriebene Dosierung genau einzuhalten und sie nicht eigenmächtig zu verändern oder das Mittel gar abzusetzen, sobald eine Besserung eingetreten ist. Änderungen bei der Einnahme sollten immer nur in Absprache mit dem Arzt erfolgen.

NEBENWIRKUNGEN BEOBACHTEN

Nicht jede im Beipackzettel aufgeführte Nebenwirkung wird eintreffen, dennoch ist es gut, den »Waschzettel« genau zu lesen, um eventuelle Veränderungen im Befinden einordnen zu können.
Bei sexuellen Störungen kann es sich um eine Nebenwirkung des Medikaments handeln, aber auch um eine Begleiterscheinung der psychischen Beschwerden.

ÄLTERE BRAUCHEN WENIGER

Ältere Menschen haben einen langsameren Stoffwechsel, die Ausscheidung sowie viele andere Körperfunktionen haben sich im Alter verlangsamt. Wegen der längeren Verweildauer der Wirkstoffe im Körper sollten ältere Menschen zu Beginn eine geringere Dosierung verschrieben bekommen.

VERLANGSAMTE REAKTIONEN

Psychopharmaka haben oft eine Beeinträchtigung der Aufmerksamkeit und Reaktion im Straßenverkehr zur Folge. Auch gefährliche Maschinen sollten, vor allem zu Beginn der Einnahme, nicht bedient werden. Überschätzen Sie sich nicht und unterschätzen Sie nicht die Wirkung der Mittel.

VERANTWORTUNGSVOLL ABSETZEN

Psychopharmaka greifen in den fein abgestimmten Stoffwechsel der Nervenbotenstoffe ein. Um dem Körper nach der Einnahme Zeit zu geben, sich wieder auf »Selbstversorgung« umzustellen, sollten Psychopharmaka niemals ohne ärztliche Unterstützung und regelmäßige Kontrollen abgesetzt werden. Zudem ist es wichtig, das Medikament in Abstimmung mit dem Arzt »auszuschleichen«. Das bedeutet, dass die Dosis langsam immer mehr verringert wird und / oder die Abstände zwischen den Einnahmen vergrößert werden, bis zum endgültigen Absetzen.

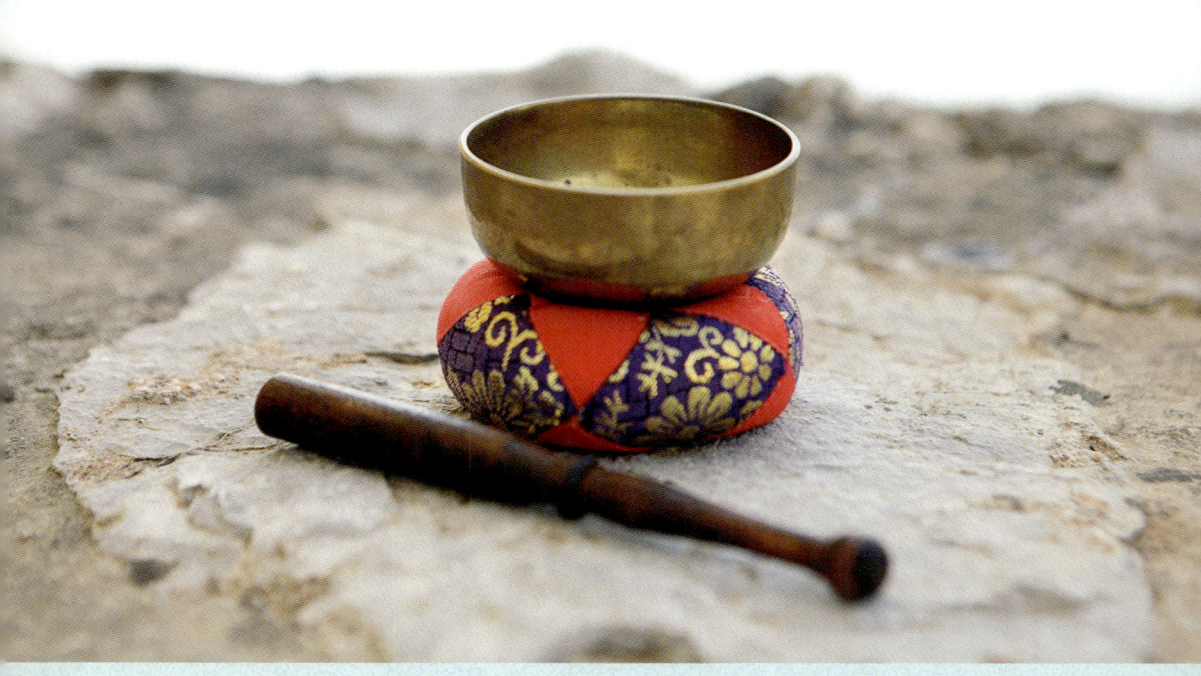

BEWÄHRTE THERAPIEFORMEN

Meist steht die Behandlung einer psychischen Störung auf mehreren Säulen. Auch wenn chemische Medikamente unverzichtbar scheinen (was bei leichteren Störungen oft nicht der Fall ist), nutzt man auch andere Therapieformen für eine bestmögliche Unterstützung der Betroffenen. Selbst wenn die Störung ausschließlich auf körperlichen Ursachen beruht, ist dies hilfreich, um mit der Störung und ihren Folgen leben zu lernen.

Ob eine Therapieform von der Krankenkasse bezahlt wird oder die Kosten selbst getragen werden müssen, sagt noch nichts über ihre Wirksamkeit aus – die eine optimale Therapie gibt es nicht! Wichtig ist aber immer eine gute, vertrauensvolle Zusammenarbeit zwischen Patient und Therapeut. Man geht davon aus, dass hierin rund ein Drittel des Behandlungserfolges liegt, unabhängig davon, welche Therapieform gewählt wurde.

Kassenzugelassene Therapien

Nur die folgenden drei Therapieformen sind derzeit von allen Krankenkassen zur Kostenübernahme anerkannt. Bei allen sind Probesitzungen vorgesehen, in denen der Patient herausfindet, ob Therapeut und Therapieform zu ihm passen. Danach beginnt gegebenenfalls die eigentliche Therapie.

Analytische Psychotherapie

Sie wird auch Psychoanalyse genannt und ist das Hauptwerk des Wiener Neurologen Sigmund Freud (1856 – 1939). Aus seiner Sicht ist ein Hauptgrund für seelische Leiden ein frühkindliches Trauma und / oder eine gestörte Eltern-Kind-Beziehung. Die Therapie hilft, die unbewussten Zusammenhänge hinter dem Leiden des Patienten aufzudecken und so das Gefühlsleben und die Persönlichkeitsstruktur positiv zu beeinflussen. Aus der Psychoanalyse stammt die Idee der therapeutischen Couch. Freud bevorzugte dies, da der Patient im Liegen den Analytiker nicht sieht und von seiner Reaktion nicht beeinflusst wird. Die Therapie dauert meist mehrere Jahre, bei mehreren 50-minütigen Sitzungen pro Woche.

Tiefenpsychologisch fundierte Psychotherapie

Diese Therapieform hat ihren Ursprung in der Psychoanalyse (siehe oben). Im Vergleich zu dieser ist sie jedoch eher im Jetzt des Patienten angesiedelt, der Schwerpunkt wird auf Schwierigkeiten und Störungen gelegt, die auf sein tägliches Erleben Einfluss nehmen. Geschehnisse aus der Kindheit können durchaus auch eine Rolle spielen, sie stehen aber nicht im Vordergrund. Während in der Psychoanalyse geschaut wird, was so alles an die Oberfläche kommt, formulieren Patient und Therapeut in der Psychotherapie konkrete Ziele.

Die Sitzungen finden ein- bis zweimal in der Woche statt, insgesamt werden in der Regel 50 bis 100 Stunden veranschlagt. Der Patient sitzt dem Therapeuten gegenüber. Das Verfahren wird als Einzelsitzung und als Gruppensitzung angeboten.

WICHTIG

KOSTENÜBERNAHME KLÄREN

Die Kostenübernahme der Therapie durch die Krankenkasse muss vor Beginn der Behandlung geklärt werden. Der Therapeut wird Sie beim Erstgespräch dahingehend informieren und anschließend wenn nötig einen Antrag an die Krankenkasse richten. Wenn Sie sich vorab zu Therapien und Kostenübernahme informieren möchten, lesen Sie auf der Website Ihrer Krankenkasse nach.

Verhaltenstherapie

Diese sehr ziel- und lösungsorientierte Therapieform geht zurück auf die psychologischen Lerntheorien. Sie trat zuerst 1924 in Erscheinung und basiert darauf, dass jedes Verhalten gelernt wurde und ebenso gut wieder verlernt werden kann. Ziel ist es, das alte Verhalten durch ein neues, dem Leben dienlicheres zu ersetzen. Das klingt sehr nüchtern und ist es auch weitgehend, daher sagt die Therapie oft Menschen zu, die eher pragmatisch sind und zunächst davor zurückschrecken, in seelische Tiefen zu schauen. Sie ist aber keineswegs oberflächlich, sie beschäftigt sich ebenso mit den Gefühlen, Gedanken und dem Erleben des Patienten. Wichtige Voraussetzung für das Gelingen der Therapie ist eine genaue Problemanalyse, die Patient und Therapeut gemeinsam erarbeiten: Was genau brauche ich in meinem Alltag und was genau stört mich? In welchen Situationen komme ich immer wieder an meine Grenzen? Diese typischen Fragen gilt es zu klären, bevor der Änderungsprozess begonnen werden kann. Es ist daher wichtig, ehrlich zu sich selbst zu sein und immer wieder für sich selbst zu prüfen, inwieweit man sein Verhalten wirklich verändern möchte – oder ob es hier und da schon ausreicht, sich selbst und das eigene Verhalten einfach besser verstehen zu lernen.

Eine Verhaltenstherapie umfasst als sogenannte Kurzzeittherapie 25 Einzel- oder Gruppensitzungen, weitere Sitzungen muss der Therapeut bei der Krankenkasse neu beantragen. Nach maximal 80, meist aber weniger Sitzungen sollte die Therapie in der Regel erfolgreich abgeschlossen sein.

INFO

OFT VERWECHSELT: PSYCHOLOGIE UND PSYCHIATRIE

Psychologie ist die Wissenschaft von Entwicklung, Erleben und Verhalten des Menschen. Sie bezieht sowohl psychisch auffällige als auch unauffällige Personen in ihre Überlegungen ein. Auf der Basis entsprechender Erkenntnisse entwickelt sie Methoden zur Verhaltensänderung, die seelische Konflikte auflösen können. Pychologen sind nicht automatisch auch Psychotherapeuten, dafür bedarf es zusätzlicher Ausbildungen.

Psychiatrie ist eine medizinische Fachrichtung, die das Erkennen und Behandeln psychischer Störungen durch einen entsprechenden Facharzt zum Ziel hat. Die Psychiatrie beschäftigt sich neben Diagnostik und Therapie auch mit der Prävention von psychischen Erkrankungen.

Weitere bewährte Therapien

Leider beschränken sich die von den gesetzlichen Krankenkassen bezahlten Therapien für die Psyche derzeit auf die drei zuvor beschriebenen. Zudem wird für eine Kostenübernahme immer der Krankheitsfall vorausgesetzt, was präventive Maßnahmen zur Stärkung der Persönlichkeit, zur Gesunderhaltung der Psyche und zur allgemeinen Lebenshilfe ausschließt. Dabei können die folgenden bewährten Therapien echte Alternativen zu den drei »klassischen« sein.

Gestalttherapie

Die in den 1940er-Jahren von den deutschen Psychoanalytikern Fritz Perls (1893 – 1970) und Laura Perls (1905 – 1990) sowie dem US-amerikanischen Sozialphilosophen und Schriftsteller Paul Goodmann (1911 – 1972) entwickelte Sprach- und Körpertherapie gehört zu den humanistischen Therapieverfahren: Ihr liegt ein ganzheitliches Menschen- und Weltbild zugrunde, das Körper, Geist und Seele als Einheit in einem sozialen und ökologischen Umfeld sieht. Sie richtet den Blick auf das Hier und Jetzt und auf die Ressourcen des Behandelten statt auf seine Probleme, fördert das Bewusstwerden seiner Gefühle, Bedürfnisse und Empfindungen. Die Gestalttherapie geht davon aus, dass der Mensch sich lebenslang in einem Wachstumsprozess befindet und immer wieder die Möglichkeit hat, Dinge und Begebenheiten anders zu sehen oder anders auf sie zu reagieren als bisher. Wichtig in diesem Prozess ist eine Therapeut-Patient-Beziehung auf Augenhöhe, in welcher der Therapeut sich eher als Begleiter versteht.

Die Therapie kann je nach Fragestellung und Fortentwicklung einige wenige Sitzungen bis hin zu wöchentlichen Terminen über mehrere Jahre hinweg umfassen.

Klientenzentrierte Gesprächstherapie

Sie geht auf den US-amerikanischen Psychologen Carl R. Rogers (1902 – 1987) zurück. Die Person steht hier im Mittelpunkt, das Problem ist zweitrangig. Grundsatz ist: Seelische Probleme entstehen, wenn nicht alle Gefühle gefühlt und nicht alle Erfahrungen gemacht werden dürfen, weil einige von ihnen als unpassend oder schlecht abgespeichert wurden, oft bereits in der Kindheit. Der Patient erfährt vonseiten seines Therapeuten vorurteilsfreie Wertschätzung und Achtung. So wird es ihm möglich, sich selbst ebenfalls vorurteilsfrei(er), mit Achtung und Respekt zu begegnen und das eigene Handeln zu verstehen. Dieser klare, aber liebevolle Blick auf sich selbst hilft, mit sich und seinen Problemen besser umzugehen. In der Regel findet einmal pro Woche eine Therapiesitzung statt. Die Gesamtdauer hängt sehr davon ab, wie sich das Befinden des Patienten entwickelt, es wird von ungefähr 70 Stunden ausgegangen.

Hypnose, Hypnotherapie

Hierbei handelt es sich um ein altes Heilverfahren, das inzwischen auch wissenschaftlich bestätig worden ist. Im Zustand der Hypnose hat der Mensch mit der Hilfe des Therapeuten die Möglichkeit, denjenigen Teil des Gehirns zu aktivieren, der für kreative Lösungsansätze zuständig ist. Der Patient findet so Zugang zu eigenen, bisher unbewussten Ressourcen. Der Zustand der Trance ist nicht wie in Filmen zu sehen mit Kontrollverlust gleichzusetzen. Man nimmt wahr, was passiert, aber die Mechanismen, die uns immer wieder ein »Das geht doch gar nicht, weil ...« einflüstern, werden teilweise ausgeschaltet. Die Lösung seines Problems findet der Patient selbst, der Therapeut ist lediglich Wegbegleiter.

Auch die Auswirkungen von traumatischen Geschehnissen können mithilfe der Trance abgeschwächt werden, es ist aber auch möglich, fehlende Verbindungen in der Erinnerung wieder zu knüpfen.

Meist wird die Hypnotherapie ergänzend zu einer anderen Therapieform gewählt, Dauer und Häufigkeit variieren. Sie wird nicht bei akuten Psychosen, Wahnvorstellungen oder bei Suchtmittelabhängigkeit eingesetzt.

Musiktherapie

Es gibt einige verschiedene Formen der Musiktherapie, die auf unterschiedlichen therapeutischen Ansätzen basieren. Allen Formen gemeinsam ist der Einsatz von Musik, von Klängen, Melodien und Rhythmen, um erlebte Traumata aufzudecken und bewusst zu verarbeiten und um wieder Ordnung und Klarheit in Geist und Seele zu schaffen. Mit Musik erreicht der Therapeut unbewusste Bereiche der Psyche des Patienten und kann sie wieder in das Bewusstsein rücken.

In aktiven Musiktherapiestunden musizieren Patient(en) und Therapeut in einer Art Dialog gemeinsam, oder es wird der freien Improvisation Raum gegeben. In der rezeptiven Musiktherapie hingegen ergibt sich der therapeutische Effekt aus dem Hören von Klängen und Musik. Da es viele verschiedene Formen der Musiktherapie gibt, ist die Therapiedauer sehr unterschiedlich.

INFO

DIREKTE UND INDIREKTE HYPNOSE-INDUKTION

Bei der direkten Hypnose-Einleitung gibt der Therapeut Befehle durch akustische oder optische Signale, bei der indirekten bringt sich der Patient durch Sprachmuster selbst in Trance. Letzteres »erfand« der US-amerikanische Psychiater und Hypnotherapeut Milton Erickson, der Begründer des Neurolinguistischen Programmierens (NLP, das sind Kommunikationstechniken, die die Psyche beeinflussen).

Kunsttherapie

Diese Therapieform hat sich Mitte des 20. Jahrhunderts in den USA und in Europa entwickelt. Beim Malen, Zeichnen, plastischen Gestalten sowie Fotografieren arbeitet der Patient allein oder in der Gruppe unter Begleitung des Therapeuten mit inneren und äußeren Bildern. Er kann anhand von Farbe, Form, Materialbeschaffenheit, Dynamik … seine Umwelt und sich selbst mit allen Sinnen neu erfassen und sich gestalterisch dem Wahrgenommenen zuwenden. Gerade wenn »die Worte fehlen«, hilft die Kunsttherapie, innere Prozesse ins Bewusstsein zu holen und sichtbar zu machen. Die Situation wird greifbarer, konkreter und somit selbstbestimmter. Die Selbstheilungskräfte werden gestärkt, das hilft im Veränderungsprozess. Die Kunsttherapie wird auch Gestaltungstherapie genannt, nicht zu verwechseln mit der Gestalttherapie, ▸ siehe Seite 29. Ihre Dauer ist individuell.

Körperpsychotherapie

Bei diesen Methoden geht man von einem untrennbaren Zusammenhang zwischen Körper, Körperhaltung und geistig-seelischem Befinden aus und davon, dass jede gemachte Erfahrung und jeder innere Glaubenssatz in Körperhaltungen, Bewegungen oder sogar in den Körperzellen gespeichert ist. Wird also mit dem Körper gearbeitet, hat das automatisch Auswirkungen auf der geistigen und der seelischen Ebene.

Die Therapie nutzt Bewegungs-, Berührungs- und Selbstwahrnehmungsübungen. Sie stärkt die Lebenskraft, fördert das innere Gleichgewicht, das Loslassen schädlicher Haltungen (im doppelten Sinne) und tiefe, befreiende Entspannung auf allen Ebenen. Zudem wird sie bei körperlichen Schmerzen eingesetzt, auch wenn diese keine erkennbaren körperlichen Ursachen haben. In akuten Konfliktsituationen genügen oft wenige Stunden, bei tieferen Problemen kann eine Dauer bis 2 Jahre sinnvoll sein.

Systemische Therapie

Sie entwickelte sich ab Mitte des 20. Jahrhunderts vorwiegend in den USA aus der Familienarbeit in Verbindung mit Systemtheorie und Konstruktivismus (am bekanntesten hierfür ist bei uns Paul Watzlawicks Buch »Anleitung zum Unglücklichsein«). Man geht davon aus, dass der Patient nicht allein eine Änderung seines Zustands bewirken kann, sondern nur im Kontext seines soziales Umfelds, ob in Familie oder Beruf. Gerade für Kinder und Jugendliche mit Störungen im Sozialverhalten, Essstörungen und Drogenkonsum ist das Einbeziehen der Familie in die Therapie häufig sehr hilfreich. Die systemische Therapie ist wissenschaftlich anerkannt und benötigt meist wenige Sitzungen in längeren Abständen. Eine besondere Form ist das Familienstellen nach Bert Hellinger, das kontrovers diskutiert wird, aber teils phänomenale Erfolge erzielt.

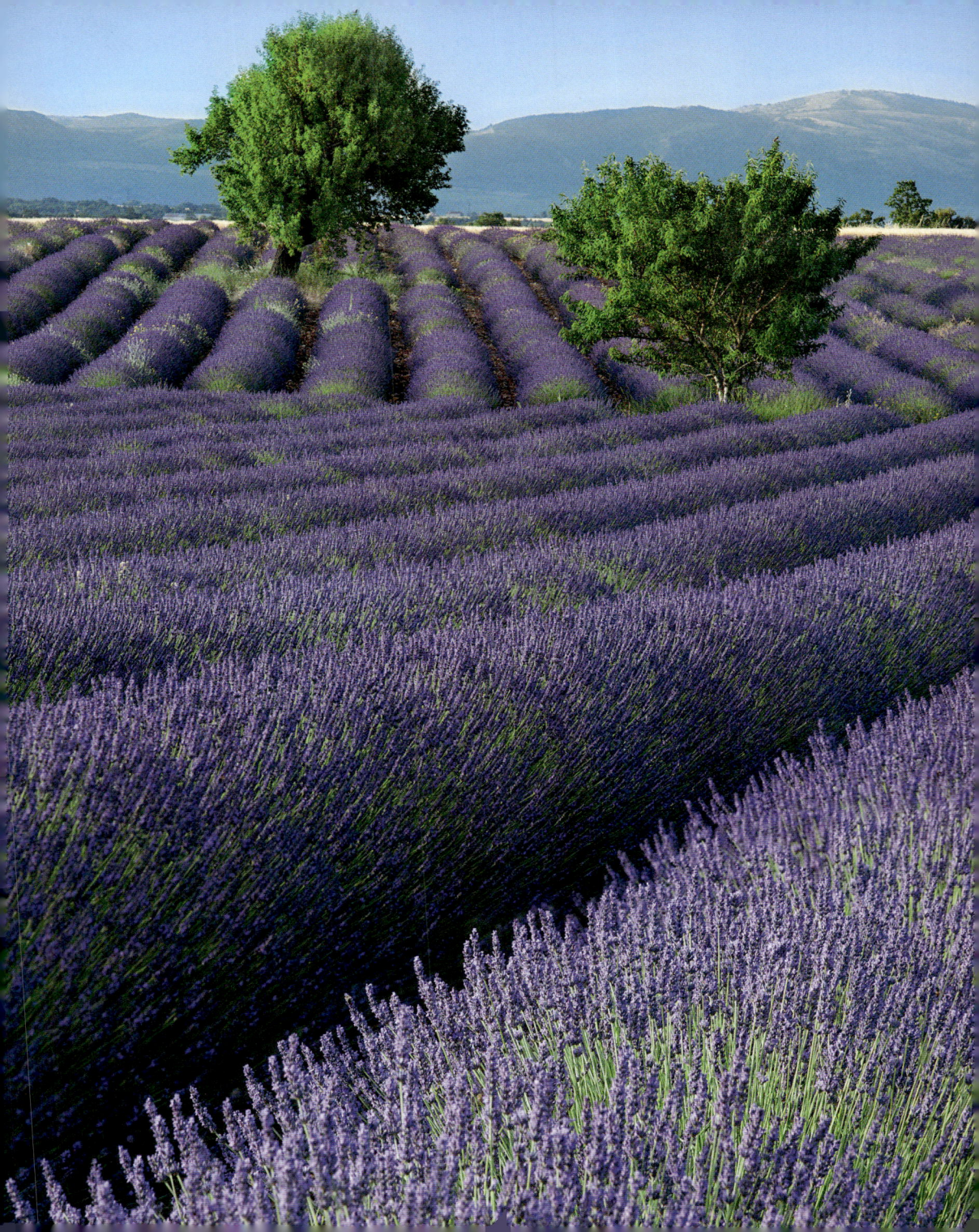

NATURMEDIZIN FÜR DIE PSYCHE

HEILPFLANZEN, BACH-BLÜTEN UND ENERGIEÜBUNGEN KÖNNEN NICHT SELTEN EINE WIRKSAME ALTERNATIVE ODER ERGÄNZUNG ZU CHEMISCHEN PSYCHOPHARMAKA SEIN. HIER LESEN SIE ALLES ÜBER AUSWAHL UND ANWENDUNG.

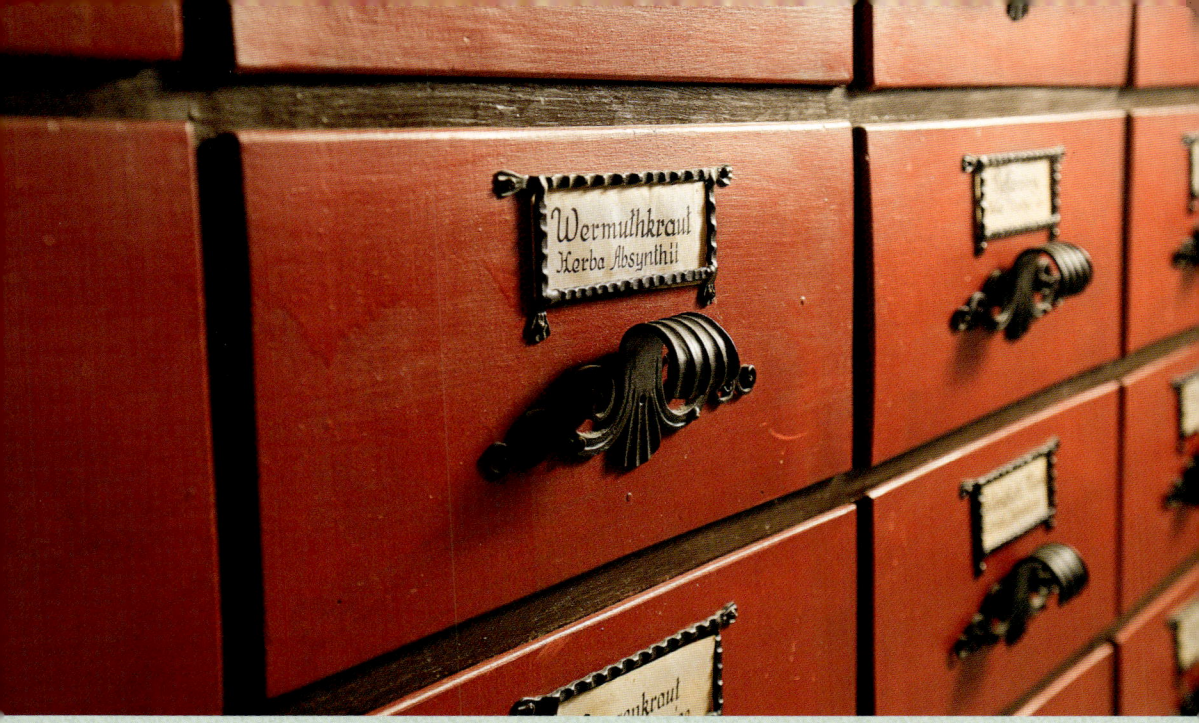

BEWÄHRTE HEILPFLANZEN

Bei vielen leichteren oder beginnenden seelischen Beschwerden können Heilpflanzen, in Absprache mit dem Arzt auch begleitend zur Einnahme chemischer Psychopharmaka, aufgrund ihrer ganzheitlichen Wirksamkeit Trost, Entspannung und Klarheit schenken und uns wieder Appetit aufs Leben machen. Dabei profitieren wir vom überlieferten intuitiven Wissen der Kräuterkundigen über jede einzelne Pflanze: Heilpflanzen wirken nicht nur aufgrund ihrer Inhaltsstoffe, sondern aufgrund ihres ganzen Wesens, der in ihnen verkörperten Idee und Weisheit. Sie beeinflussen viele Aspekte unseres Lebens, wirken und helfen auf der körperlichen wie auch auf der seelischen und geistigen Ebene. Der immaterielle Aspekt wird oft nicht berücksichtigt, daher finden Sie die in diesem Buch genannten Indikationen in anderen Büchern über Pflanzenheilkunde selten.

Inhaltsstoffe und Signatur

In einer Pflanze vereinen sich viele verschiedene Inhaltsstoffe:

- primäre Pflanzenstoffe: Kohlenhydrate, Proteine und Fette.
- sekundäre Pflanzenstoffe, zum Beispiel Flavonoide und Saponine, Cumarine, Bitterstoffe, Gerbstoffe, Alkaloide und viele mehr. Sie geben jeder Pflanze unter anderem ihr typisches Aroma und ihre Farbe.
- weitere Inhaltsstoffe wie Vitamine, Mineralstoffe, Enzyme und mehr.

Alle diese Stoffe ergänzen sich perfekt, um die Pflanze zu schützen, zu nähren und gesund zu halten. Für uns ergeben sich daraus unter anderem Wirkungen auf das feine System der Neurotransmitter ▸ **siehe Seite 11**, ähnlich wie bei chemischen Psychopharmaka, doch ohne deren unerwünschte Nebenwirkungen. Die Wissenschaft hat dies bisher erst ansatzweise erforscht, sodass jahrzehnte- und jahrhundertelange Erfahrung in den Vordergrund tritt.

Nur in der Natur ist die perfekte Mischung der Pflanzeninhaltsstoffe möglich, eine Nachahmung kann nie so vollkommen sein wie das Original. Auch können einzelne, aus der Pflanze gewonnene Wirkstoffe in Arzneien zwar recht hilfreich sein, doch sie können nie an die Wirkung des Vielstoffgemisches, welches die Pflanze von Natur aus bietet, heranreichen. Dies gilt auch für die feine Wirkung der Pflanzen auf die Psyche.

Viele Pflanzenkundige früherer Zeiten wussten um die Wirkungen der Pflanzen, ohne die Inhaltsstoffe im Einzelnen zu kennen. Bereits die antiken Ärzte Hippokrates und Dioskurides hatten tiefe Kenntnisse über die Heilwirkung von Pflanzen. Im Mittelalter wurde die Äbtissin Hildegard von Bingen (1098 – 1179) mit ihrer Pflanzenheilkunde berühmt. Man lernte von den Tieren, beobachtete die Natur und (er)kannte ihre Zeichen. Anhand von Farbe, Form, Geruch, Geschmack, Standort, Wuchs, Nachbarpflanzen und anderen Merkmalen machte man sich ein umfassendes Bild der Pflanze und ihrer Heilkräfte. Die darauf gründende Signaturenlehre geht davon aus, dass alles Leben miteinander in Verbindung steht und sich äußere Form in innerer Wirkung widerspiegelt. Die äußerliche Beschaffenheit einer Pflanze erlaubt es dem genauen Betrachter, Rückschlüsse auf ihre Heilkraft zu ziehen.

> **Was ist das Schwerste von allem? Was dir das Leichteste dünkt: mit den Augen zu sehen, was vor den Augen dir liegt.**
>
> JOHANN WOLFGANG VON GOETHE

ÄHNLICHKEITEN ALS WEGWEISER

Die Aufzeichnung der Signaturenlehre geht zurück auf Philippus Theophrastus Aureolus Bombastus von Hohenheim (1493–1541), besser bekannt als Paracelsus. Auf dieser Lehre basiert teilweise auch die Homöopathie mit ihrer Grundregel »Ähnliches möge mit Ähnlichem geheilt werden«.

Paracelsus hatte viele seiner Erkenntnisse von seinem Vater, der ebenfalls als Arzt tätig war, aber vor allem war er ein genauer, geduldiger Beobachter der Natur. Ein berühmtes Beispiel für die Signaturenlehre ist die Ähnlichkeit einer Walnuss mit dem Gehirn – heute ist wissenschaftlich bestätigt, dass die Fettsäuren der Walnuss das Gehirn gesund erhalten. Sehr anschaulich ist auch der Natternkopf mit der ihm zugeschriebenen Wirkung bei Schlangenbiss: Seine Blüten erinnern an den Kopf einer Giftschlange, der gespaltene Griffel an eine Schlangenzunge.

Blumen sind die Sterne der Erde und Sterne sind die Blumen des Himmels.

PARACELSUS

Nicht immer sind die Ähnlichkeiten so deutlich und nicht für jede Pflanze konnte die Heilwirkung später wissenschaftlich belegt werden, auch wenn sie sich in der Erfahrungsheilkunde immer wieder bestätigt. Die Signaturenlehre umfasst neben den Ähnlichkeiten noch weitere Aspekte. So sind zum Beispiel schon seit jeher jedem Planeten bestimmte Metalle, Mineralien, Organe und eben auch Pflanzeneigenschaften zugeordnet – über diese Verbindungen können Naturheilkundler also ebenfalls Rückschlüsse auf geeignete Heilmittel ziehen.

GENAU WAHRNEHMEN: KÖNNEN WIR DAS NOCH?

Um mittels der Signaturenlehre Wesen und Heilwirkungen einer Pflanze zu erfassen, bedarf es jahrelanger Übung, Geduld, Hingabe und Achtung den Pflanzen gegenüber: Wie wächst die Pflanze auf? Wie entwickelt sie sich in ihren unterschiedlichen Wachstumsabschnitten, welche Form und Farbe haben Blätter, Blüten, Samen und Früchte, aber auch die Wurzeln, die Rinde? Welchen Standort bevorzugt sie und in welcher Nachbarschaft fühlt sie sich wohl? Auf welchem Boden wächst sie?

Heute nimmt sich kaum mehr jemand die Zeit, eine Pflanze so aufmerksam zu beobachten, sie mit ihrem Wesen wirklich zu begreifen und eine Art Zwiesprache mit ihr zu halten. Anderseits lädt gerade die heutige Zeit wieder dazu ein, denn diesen Zugang zu Pflanzen und auch Tieren zu bekommen fällt vielen Menschen heute im Grunde leichter als früher – da das Bewusstsein und die nötige Muße vorhanden sind, um die Natur nicht nur nach ihrem Ertrag zu beurteilen. Auch einen Menschen beurteilen wir schließlich nicht aufgrund seiner Zusammensetzung aus verschiedenen Anteilen von Wasser, Eiweißen, Mineralstoffen …

Wenn ein Mensch eine innere Verbindung mit einer Pflanze aufgenommen hat, offenbart sie ihm ihr wahres Wesen einschließlich ihrer Heilwirkung, und das auch jenseits der nachweisbaren Inhaltsstoffe. Dieser immaterielle Aspekt wird in der Wissenschaft häufig außer Acht gelassen. Umso wünschenswerter ist eine sinnvolle Verknüpfung des alten Wissens und der vielen gemachten Erfahrungen mit dem wissenschaftlichen Wissen von heute.

Gespeichertes Wissen

Was genau ist es, das die Pflanze uns mitteilt? Es ist die Information, die sie in sich trägt: Ein Samenkorn »weiß«, wie seine spätere Gestalt als Pflanze sein wird, ebenso, wie eine befruchtete Eizelle »weiß«, was zu tun ist, welche Organe ein Mensch oder Tier braucht und wie das Lebewesen aussehen wird. Es wirkt also bei Mensch, Tier und Pflanze eine Art Wissen um die spätere Form und Aufgabe – die Grunderkenntnis von Homöopathie und Bach-Blütentherapie. Auch folgendes Beispiel vermittelt dieses Prinzip: Wird ein Buch verbrannt, sind die Buchstaben, Wörter und Sätze nicht mehr

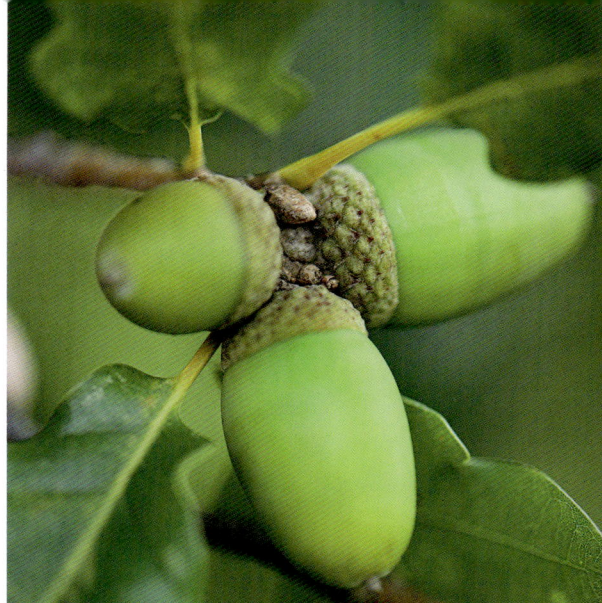

In den Samen sind der Bauplan und das Wesen der Pflanze gespeichert.

zu erkennen, dennoch ist der Inhalt und die vermittelte Botschaft nicht auf Nimmerwiedersehen verschwunden, der Autor und alle Leser wissen um die Informationen und die Idee des Buches, auch wenn dieses als Materie nicht mehr vorhanden ist. Der Inhalt, das Wissen des Buches ist also in eine andere Form übergegangen. Er ist nicht weg und wirkungslos. Ebenso ist es zum Beispiel mit einer Erfindung und dem daraus hervorgegangenen Prototyp: Geht dieser verloren, existiert die Erfindung immer noch als Idee. Oder mit Musik: Verklingt der letzte Ton eines Klavierkonzerts, ist es immer noch vorhanden, im Geist des Zuhörers, in der Niederschrift der Noten, in der Möglichkeit, es nochmals zu spielen und zu hören.

Darreichungsformen

Tinkturen können mehrere Pflanzen enthalten, für individuelle Teerezepturen werden maximal sieben Pflanzen zusammengemischt (vorzugsweise weniger, um die Wirkung nicht zu verfälschen). Das Mischen von Kräutern nach Kundenrezept ist laut Gesetz Apotheken vorbehalten. Andere Läden dürfen Kräuter nur einzeln oder als fertige Mischung verkaufen. Nicht überall ist man bereit, auch kleinste Mengen abzuwiegen, etwa wenn Sie für eine Mischung nur 20 Gramm einer Zutat brauchen.

Am besten kaufen Sie Kräuter für Tees und selbst gemachte Tinkturen in der Apotheke. Die dort erhältlichen Teedrogen unterliegen besonderer Zertifizierung und Kontrolle, gemäß den Vorschriften des Deutschen Arzneibuchs. Dazu gehört unter anderem die Prüfung des Wirkstoffgehalts sowie des Gehalts von Schwermetallen und Pestizidrückständen. Zudem gibt es strenge Vorschriften für die richtige Lagerung. Für Internetapotheken gelten natürlich dieselben strengen Vorschriften, einige gute Adressen für den Kräuterkauf ▸ siehe Seite 124. Auch in den meisten Kräuter- und Naturkostläden unterliegen die Kräuter entsprechenden Qualitätskontrollen, fragen Sie im Zweifel nach. Mit etwas Erfahrung können Sie Pflanzen selbst sammeln, am besten vormittags an einem sonnigen Tag, wenn Säfte und Kräfte in der Pflanze aufsteigen. Ernten Sie an möglichst naturbelassenen Stellen, weitab von Feldern und Straßen. Gehen Sie immer mit einem guten Bestimmungsbuch los (Buchtipp ▸ siehe Seite 124) und ernten Sie nur Pflanzen, die Sie ganz sicher bestimmen können. Trocknen Sie die Pflanzen auf einer Holzlege ausgebreitet oder in kleinen Büscheln aufgehängt an einem warmen, dunklen, luftigen Ort (längstens 3 Wochen).

Der Klassiker: Tee

Bei einem Teeaufguss kommt eher die materielle Seite der Pflanze zum Tragen, also die einzigartige Kombination ihrer wohltuenden Inhaltsstoffe. Entsprechend empfehle ich Tees vorzugsweise bei vorübergehenden, leichteren Beschwerden sowie körperlichen (Begleit-)Symptomen, etwa bei Schafstörungen, Müdigkeit oder Magenproblemen.

Der herausragende Vorteil von Tee ist das Ritual der Zubereitung: der direkte Kontakt mit dem Pflanzenmaterial, seinem Aussehen und Duft, das regelmäßige Aufgießen und genüssliche Trinken lässt Ruhe in Körper und Geist einkehren. Nebenbei wirkt Tee im Körper basisch und hilft so, den oft zu sehr Richtung sauer tendierenden Säure-Basen-Haushalt des Körpers auszugleichen. Das ist wichtig für Gesundheit und Wohlbefinden.

DIE ZUBEREITUNG

Übergießen Sie 1 schwach gehäuften Teelöffel getrocknete Pflanzenteile (der Apotheker spricht von Teedroge) mit zirka 150 Milliliter kochendem Wasser. Lassen Sie den Tee nun zugedeckt ziehen, sodass die wichtigen ätherischen Öle weitgehend erhalten bleiben. Bei Blüten und Kraut reichen meist 10 Minuten, bei Wurzeln, Rhizomen und Rinden sind 20 Minuten sinnvoll, um die Wirkstoffe aus der Droge zu lösen. Gießen Sie den Tee anschließend durch ein Sieb ab. Es gibt je nach Pflanze weitere Zubereitungsarten: Kaltauszug (Mazerat) und Abkochung (Dekokt). In der Praxis bevorzuge ich den Aufguss, denn die Erfahrung zeigt, dass eine zu langwierige Zubereitung dazu führt, dass der Tee nicht regelmäßig getrunken wird. Für die in diesem Buch empfohlenen Pflanzen ist der Aufguss gut geeignet.

EINNAHMEMENGE UND -DAUER

Trinken Sie 3-mal täglich vor den Mahlzeiten eine Tasse Tee. Je heißer Sie ihn trinken, umso besser schmeckt er. Nicht alle Heilkräutertees schmecken so gefällig wie die üblichen Teebeutel-Tees! Sie können den Tee mit etwas Honig süßen, jedoch entfaltet er ungesüßt seine Wirkung besser.
Nach 3 bis 4 Wochen (in denen Sie rund 150 bis 200 Gramm Teekräuter verbrauchen) sollten Sie, falls Ihre Beschwerden nicht abgeklungen sind, die Pflanze(n) wechseln oder die Mischung etwas verändern. So tritt keine Gewöhnung ein, was die Wirkung verringern würde. Es ist übrigens sinnvoll, den Tee auch noch einige Tage nach Abklingen der Beschwerden weiter zu trinken.

Tinkturen

Ein alkoholischer Pflanzenauszug fängt die Gesamtheit der Inhaltsstoffe sowie das Wesen der Pflanze noch umfassender ein als ein Teeaufguss. Sehr viele Pflanzen sind als Einzeltinktur in den Apotheken erhältlich. Ein Pflanzenauszug darf nur dann Tinktur genannt werden, wenn er gemäß dem Deutschen Arzneibuch (DAB) hergestellt ist und in der Apotheke verkauft wird. Man verwendet 70- bis 95-prozentigen Alkohol, Tinkturen eignen sich daher nicht für Kinder und ehemalige Alkoholiker.

- Urtinkturen werden aus der frischen Pflanze gemacht und können auch Grundlage homöopathischer Mittel sein. Die meisten Pflanzen gibt es als Urtinktur.
- Spagyrische Tinkturen entstehen in einem komplexen Verfahren ▸ siehe Seite 41.
- Selbst gemachte Essenzen ▸ siehe Seite 40 können, sorgsam hergestellt, ebenfalls wirksam sein. Allerdings ist ihr Wirkstoffanteil abhängig von Wuchsort, Alkoholgehalt, Auszugsdauer und anderem.

DOSIERUNG UND EINNAHME

Tinkturen nehmen Sie gemäß Beipackzettel täglich tropfenweise ein: direkt auf die Zunge geträufelt, vom Löffel (nicht aus Metall!) oder in etwas Wasser. Von selbst gemachten Tinkturen nehmen Sie 15 bis 20 Tropfen 3-mal täglich vor dem Essen.
Für die Dauer der Einnahme gilt dasselbe wie bei Tees (siehe links).

PFLANZENESSENZEN SELBST GEMACHT

Wie wirkungsvoll sind sie? Ich meine: Sobald Sie sich Gedanken über Ihr Wohlergehen machen, die Pflanzen vielleicht selbst sammeln gehen, sie sorgsam verarbeiten, haben Sie allein durch Ihre Achtsamkeit für sich selbst eine heilende Arznei erstellt. Spülen Sie ein sauberes Schraubglas gründlich mit heißem Wasser aus und trocknen es gut ab. Geben Sie frisches (falls nötig sorgsam trocken getupftes) oder getrocknetes Kraut, zerkleinerte Wurzel oder Samen hinein. Füllen Sie mit reinem Wodka oder Korn auf oder gemäß dem Deutschen Arzneibuch mit Ethanol (Apotheke): 70-prozentig für härtere Blätter, Rinde und Wurzeln, 36,3-prozentig für Blüten und weiche Blätter, 90-prozentig für harte Samen und Harze. Stellen Sie das Glas an einen hellen, sonnigen Ort (nicht direkt über der Heizung) und schütteln Sie es jeden Tag 1- bis 2-mal. Seihen Sie die Flüssigkeit nach 6 Wochen durch ein feines Sieb ab und lassen die festen Bestandteile komplett abtropfen. Füllen Sie die Essenz in ein dunkles Glas oder in braune Apothekerfläschchen mit Pipette. Beschriftung nicht vergessen!

Fertigarzneien

Diese unter Markennamen verkauften Arzneimittel mit einem bestimmten Wirkungsbereich, ob Tropfen, Dragees oder anderes, enthalten meist eine Hauptzutat und mehrere weitere Stoffe, welche die Wirkung unterstützen. Sie sind also nicht individuell abgestimmt. Ihr Vorteil ist, dass sie bei Bedarf in jeder Apotheke rasch erhältlich sind.

Leider verschwinden bewährte Präparate kleinerer Hersteller aufgrund aufwendiger Zulassungsverfahren oft wieder vom Markt. Fragen Sie dann Ihren Apotheker nach einer Alternative mit ähnlichen Inhaltsstoffen. Bitte beachten Sie stets den Beipackzettel (meist auch im Internet einsehbar), vor allem Dosierung, mögliche Nebenwirkungen, Wechselwirkungen und Kontraindikationen.

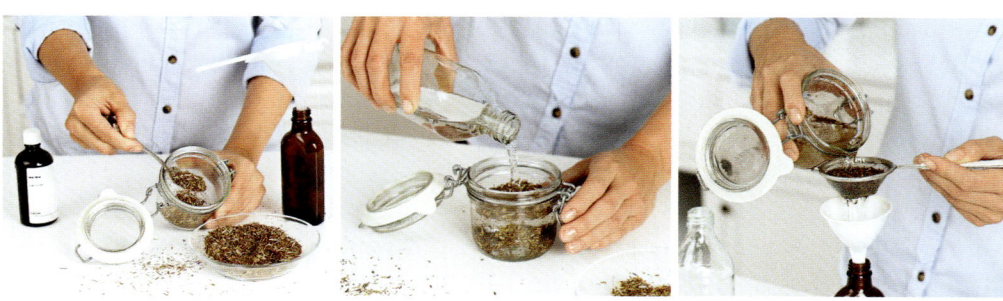

1. Pflanzendroge ins Glas geben. 2. Mit dem Alkohol aufgießen. 3. Fertige Essenz umfüllen.

WAS IST SPAGYRIK?

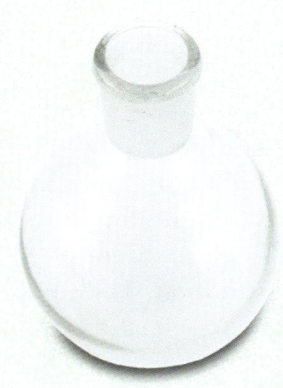

Aus energetischer Sicht gebe ich den spagyrischen Tinkturen den Vorzug, weil sie durch das spezielle Herstellungsverfahren das Wesen der Pflanze möglichst vollkommen repräsentieren und unsere Selbstheilungskräfte intensiv anregen.

Der Name Spagyrik stammt aus dem Griechischen und bedeutet so viel wie »trennen und verbinden«. Bei diesem uralten Verfahren wird die Pflanze zunächst mithilfe von Vergären, Destillieren und Veraschen in drei Teile gelöst. Sie entsprechen den drei kreativen Prinzipien der Schöpfungsenergie:

- Sulfur steht für das Beseelende, das Wesen einer Pflanze. Dieser Teil hilft, Dinge bewusst zu machen, und wird meist durch das ätherische Öl der Pflanze repräsentiert. Sulfur entspricht der Seele.
- Merkur steht für das Belebte, die Lebensenergie in einer Pflanze, und ist das zwischen Seele und Körper, also der Materie, vermittelnde Prinzip. Merkur steht folglich für den Geist.
- Sal repräsentiert schließlich das Materielle, die Erde und das, was den Dingen eine Form gibt. Sal kommt in der Spagyrik durch Veraschung der Pflanzenreste in das Arzneimittel. Sal symbolisiert den Körper.

Anschließend werden die drei Prinzipien wieder zusammengefügt. Das Pflanzenpotenzial wird bei diesem Vorgehen sowohl mit seinem materiellen als auch mit seinem immateriellen, wesenhaften Aspekt auf allen Ebenen genutzt. Dadurch sprechen diese Heilmittel sowohl den Körper als auch den Geist und die Seele an.

Die Herstellung kann mehrere Wochen dauern. Der berühmte spätmittelalterliche Arzt Paracelsus (▶ siehe Seite 36) nannte die Spagyrik eine angewandte Form der Alchemie.

URALTES WISSEN, BIS HEUTE GENUTZT

Das Herstellungsverfahren unterscheidet sich von Produzent zu Produzent, das Urprinzip ist jedoch bei allen gleich. Es werden dabei sowohl Pflanzen als auch Mineralien eingesetzt. Spagyrische Tinkturen sind aufgrund des hohen Herstellungsaufwandes relativ teuer, man braucht aber immer nur sehr wenige Tropfen.

Pflanzensteckbriefe

Die im Folgenden beschriebenen Pflanzen haben sich als wirksame Helfer für die Psyche besonders bewährt. Sie finden sie im Beschwerdenkapitel ab Seite 89 wieder. Die Steckbriefe sind folgendermaßen aufgebaut:

Beschreibung: Hier finden Sie eine kurze Beschreibung der Pflanze in ihrem natürlichen Umfeld. Falls Sie Heilpflanzen selbst sammeln möchten, empfiehlt es sich aber, ein gutes Bestimmungsbuch mitzunehmen (Buchtipp ▸ **siehe Seite 124**). Oder machen Sie eine Kräuterwanderung mit einem erfahrenen Kräuterkundler, so beugen Sie Verwechslungen vor, denn Sie lernen die Pflanzen gut kennen (Kurs-Infos ▸ **siehe Seite 124**).

TIPP

ACHTSAM HERGESTELLT

Manche Hersteller nutzen Pflanzen aus dem eigenen Heilpflanzengarten, pflanzen von Hand und ernten zu dem für die Pflanze optimalen Zeitpunkt. Die Verarbeitung geschieht schonend, ohne Verfahren wie hochtourige Zerschneide- oder Mörservorgänge. Diese Tinkturen sind meist sehr ergiebig. Auch die im Behandlungskapitel jeweils auswahlweise empfohlenen Hersteller erfüllen dies.

Verwendete Pflanzenteile: Hier erfahren Sie, welche Teile der Heilpflanze verwendet werden. Diese Teile sind auch in der Apotheke als Droge erhältlich.

Wissenswertes: Um dem Wesen der Pflanze nahezukommen, finden Sie hier Infos zu Besonderheiten, Mythologie und Brauchtum.

Haupteinsatzgebiet: Bei diesen Indikationen auf der psychischen Ebene kann die Pflanze erfahrungsgemäß hilfreich sein.

Wirkung auf die Psyche: In diesem Abschnitt finden Sie vor allem die psychischen Wirkungen der Pflanze – ein Wissensschatz, der aus Überlieferungen, der Signaturenlehre ▸ **siehe Seite 35**, der Erfahrungsheilkunde und aus einer Verbindung zu der Pflanze auf der Seelenebene gewonnen wurde.

Körperliche Wirkung: Die wichtigsten körperlichen Einsatzgebiete werden ebenfalls kurz erwähnt – Sie finden dazu sowie zu den einzelnen Inhaltsstoffen reichlich bewährte Literatur ▸ **siehe Seite 124**.

Nebenwirkungen: Pflanzen können auch unerwünschte Nebenwirkungen haben. Achten Sie bitte auf entsprechende Anzeichen und setzen Sie die Pflanze im Zweifelsfall sofort ab beziehungsweise wenden Sie sich an Ihren Therapeuten.

Kontraindikationen: Bei diesen Erkrankungen oder Begleitumständen sollten Sie die Pflanze nur in Absprache mit ihrem behandelnden Arzt einnehmen.

Darreichungsformen: In diesen Formen können Sie die Pflanze zu sich nehmen.

Ackerschachtelhalm (Equisetum arvense)

Diese Pflanze aus der Familie der Schachtelhalmgewächse bewohnt seit fast 400 Millionen Jahren die Erde. Sie wird 20 bis 30 Zentimeter hoch, liebt feuchtes und lehmiges Erdreich, Wiesen und Ödland. Im Frühjahr entwickelt sich erst ein brauner Sporentrieb mit einer Sporenähre statt einer Blüte. Später bilden sich grüne, quirlig verzweigte Triebe, die durch kleine Knoten unterteilt sind, an diesen sind die Triebe leicht teilbar. Die Rhizome reichen bis zu 1,5 Meter tief.

Verwendete Pflanzenteile: Kraut

Wissenswertes: Mit Ackerschachtelhalm wurde früher das Zinngeschirr geputzt, das brachte ihm auch den Namen Zinnkraut ein. Bereits im Altertum rühmten die Ärzte vor allem seine blutstillende Wirkung.

Haupteinsatzgebiet: Ackerschachtelhalm hilft überall dort, wo Chaos herrscht und wo es an Struktur mangelt. Er ordnet und klärt, wenn Sie drohen zu zerfließen, ziellos und planlos sind, wenn auf Ihrem Schreibtisch, in Ihrer Wohnung, in Ihrem Denken und Fühlen Durcheinander herrscht.

Wirkung auf die Psyche: Ackerschachtelhalm hält den Menschen zusammen, wenn dieser zeitweise strukturlos ist, kann aber ebenso dafür sorgen, dass sich eine innere Starre auflöst und der Mensch im Denken wieder beweglich wird. Schachtelhalm hilft also flexibel zu bleiben und zugleich Ordnung, Organisation und Struktur beizubehalten oder wiederzuerlangen.

Körperliche Wirkung: Unterstützt die Wasserausscheidung durch den hohen Kaliumgehalt, hilft bei der Wundheilung, bei Husten, Nieren- und Blasenproblemen, seine Kieselsäure festigt das Bindegewebe.

Nebenwirkungen: keine bekannt

Kontraindikation: Vorsicht bei Ödemen (Wassereinlagerungen) aufgrund eingeschränkter Nieren- oder Herztätigkeit

Darreichungsformen: Tinktur, Tee sowie Fertigarzneien und Salben

Ackerschachtelhalm gibt Struktur und bringt Ordnung ins Chaos.

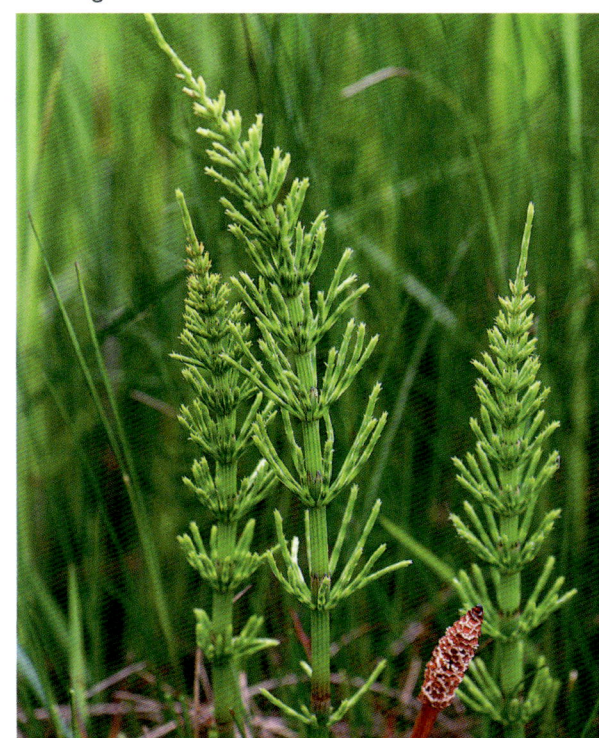

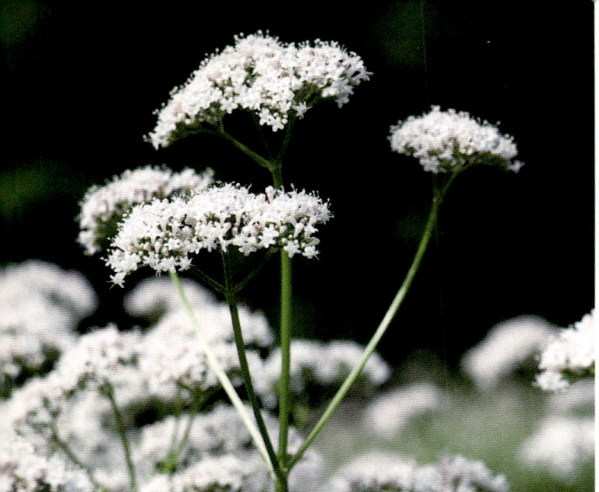

Baldrian hilft, wenn wir vom sprichwörtlichen sanften Ruhekissen nur träumen können.

Baldrian
(Valeriana officinalis)

Diese Pflanze aus der Familie der Geißblattgewächse bevorzugt feuchtere Standorte am Wald- und Wegesrand, an Flussufern und auf Wiesen. Sie wird bis zu 1,50 Meter hoch und blüht von Juni bis August in Trugdolden. Die Knospen sind rosa, die Blüten später eher weiß. Die Pflanze steht sehr aufrecht und hat einen kantigen, hohlen Stängel, die Wurzel ist ein kräftiges Rhizom. Man findet Baldrian in Europa, Asien, Afrika und Amerika. Sein Geruch ist für uns nicht sehr erfreulich, Katzen lieben ihn heiß und innig.

Verwendete Pflanzenteile: Wurzel

Wissenswertes: Die Heilkraft des Baldrian war bereits in der Antike weithin bekannt. Man sprach ihm einst zu, von Tuberkulose bis zu Seuchen und von Liebeszauber bis zur Dämonenabwehr einsetzbar zu sein. Der botanische Name Valeriana kommt von lat. valere (kräftig sein). In der Volksheilkunde kommt Baldrian auch bei Epilepsie und Hysterie zum Einsatz.

Haupteinsatzgebiet: Wenn wir trotz Erschöpfung nicht schlafen können; bei einer Kombination von nervös bedingten Einschlafproblemen und Magen-Darm-Problemen oder nervös bedingten Herzproblemen, vor allem wenn Erschöpfungszustände dazukommen, außerdem bei leichten Angstzuständen. Baldrian wird häufig mit anderen Pflanzen kombiniert.

Wirkung auf die Psyche: Baldrian wirkt ausgleichend und hilft uns, Erlebtes zu verarbeiten. Er ist für Menschen, die dazu neigen, den Boden unter den Füßen zu verlieren, und die aus der Gedankenmühle nicht herauskommen. Er macht nicht müde, sondern beruhigt das Nervensystem und bringt von innen heraus die Ruhe in unser Leben, die wir zum Schlafen brauchen. Er hilft Menschen, die zu vielen Eindrücken ausgesetzt sind, wieder in ihre Mitte zu kommen, innerlich ruhiger zu werden und so unser Selbstvertrauen auf sichere Füße zu stellen.

Körperliche Wirkung: Baldrian entspannt und entkrampft die Muskulatur, was bei innerer Anspannung zusätzlich hilfreich ist.

Nebenwirkung: keine bekannt

Kontraindikation: Schwangerschaft

Darreichungsformen: Tinktur, Tee, Fertigarzneien, Frischpflanzenpresssaft

Echtes Eisenkraut (Verbena officinalis)

Die traditionelle Heilpflanze aus der Familie der Eisenkrautgewächse findet man beinahe weltweit auf Ödland, auf Schuttplätzen und an Wegrändern. Sie kann bis 70 Zentimeter hoch werden, der vierkantige Stängel ist fest und verholzt. Die Pflanze hat raue, fein behaarte Blätter. Die Blüten sind zart hellrosa bis hellblau und sitzen am Ende der verästelten Stängel in kleinen Ähren.

Verwendete Pflanzenteile: das Kraut, früher auch die Wurzel

Wissenswertes: Eisenkraut taucht in der alten Literatur in magischen und rituellen Zusammenhängen auf. So war es neben der Mistel eines der wichtigsten Heilkräuter keltischer Druiden. Es hieß, dass Krieger, die Eisenkraut in der Schlacht bei sich trugen, vor tödlichen Hieben geschützt seien. Schmiede tauchten ihre eisernen Waffen in Eisenkrautwasser, um den Stahl besonders hart zu machen. Man sagte außerdem, es helfe, in schwierigen Verhandlungen geschickt seine Vorstellungen durchzusetzen.

Haupteinsatzgebiet: mangelndes Selbstwertgefühl, Ich-Schwäche, nervöse Unruhe, Willensschwäche und mangelnde kommunikative Fähigkeiten

Wirkung auf die Psyche: Eisenkraut richtet uns innerlich auf, hilft uns dabei, unsere Ziele zu erreichen und gleichzeitig offen für die Chancen des Lebens zu bleiben. Ebenso kann es bei Selbstzweifeln und geringem Selbstwertgefühl gute Dienste leisten, es schenkt uns Mut, innere Größe, Durchhaltevermögen – und Verantwortungsgefühl: Nur wenn unsere Ziele im Einklang mit unserem Herz und unserer Seele sind, wenn wir fair bleiben, kann Eisenkraut uns unterstützen. Es bringt uns in eine Balance zwischen eigenem Willen und Rücksicht auf andere.

Körperliche Wirkung: Antibakteriell, antiviral, entkrampfend, hilft bei Erkältung, Erschöpfung, Übererregung, Nervenschwäche.

Nebenwirkungen: keine bekannt

Kontraindikationen: Schwangerschaft

Darreichungsformen: Tinktur, Tee, Fertigarzneien, Bach-Blüte Vervain ▸ siehe Seite 79

Eisenkraut schenkt uns Selbstvertrauen, Sicherheit und innere Größe.

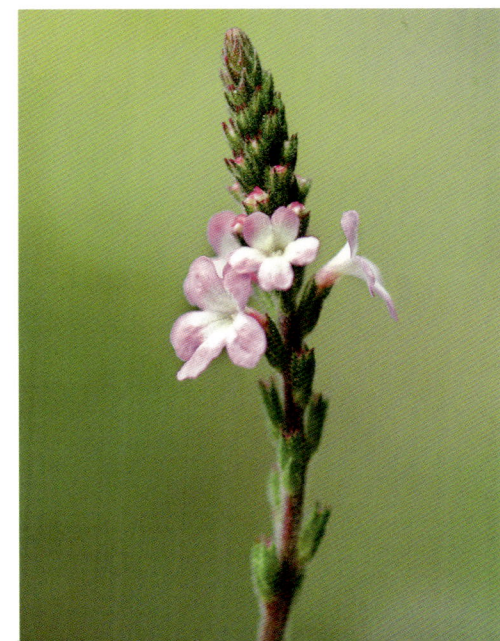

Engelwurz / Angelika
(Angelica archangelica)

Die Engelwurz aus der Familie der Doldenblütler erreicht eine imposante Größe von bis zu 2 Metern. Sie stammt aus Nordeuropa und Nordasien. Ihr oben purpurroter Stängel ist durchgehend gerillt. Sie blüht im Juli und August, aber erst im zweiten Jahr, die kleinen weißen Blüten stehen in kugeligen Dolden. Sie wächst an feuchten Ufern und auf Feuchtwiesen, man findet sie eher selten.

Verwendete Pflanzenteile: Wurzel

Wissenswertes: Der Legende zufolge zeigte Erzengel Gabriel einem Einsiedler im Traum die Pflanze als Heilmittel gegen die Pest, daher der »himmlische« botanische Name. Die Hüllblätter über den Blütenknospen deutete man schon damals als schützenden Aspekt in der Signatur der Pflanze: vor der Pest, vor Zauberern und Dämonen. Ein anderer Name für die schöne Pflanze lautet Angstwurz.

Haupteinsatzgebiet: Seelische Erschütterungen und schlimme Erfahrungen, ob soeben erlebt oder lange verdrängt. Erschöpfung körperlicher wie auch nervlicher Art.

Wirkung auf die Psyche: Engelwurz ist wie ein Mantel, der sich schützend um den Menschen legt. Sie strahlt Sicherheit aus und gibt uns das Gefühl, beschützt und behütet in dieser Welt zu sein. Zugleich hilft sie uns, unsere innere Größe zu erhalten oder zu finden, lässt uns standhaft sein. Engelwurz hilft, alte und frische Wunden zu heilen, die gemachten Erfahrungen zu integrieren und von allen Seiten zu betrachten, auch aus der Vogelperspektive. So leistet sie echte Hilfe zur Selbsthilfe, »putzt« uns auf seelischer Ebene und öffnet uns für neue Erfahrungen.

Körperliche Wirkung: Bewährt bei Erkältungen, stärkt die Abwehr, regt den Appetit an. Sie wird auch bei allgemeiner Schwäche, in der Rekonvaleszenz und bei leichten Magen-Darm-Krämpfen eingesetzt.

Nebenwirkungen: Engelwurz erhöht die Lichtempfindlichkeit, daher während der Einnahme auf Sonnenbäder verzichten.

Kontraindikationen: Schwangerschaft und Magen-Darm-Geschwüre

Darreichungsformen: Tinktur, Tee, ätherisches Öl (in Duftlampe), Fertigarzneien

Durch ihren Trost lässt uns die Engelwurz wieder von innen heraus strahlen.

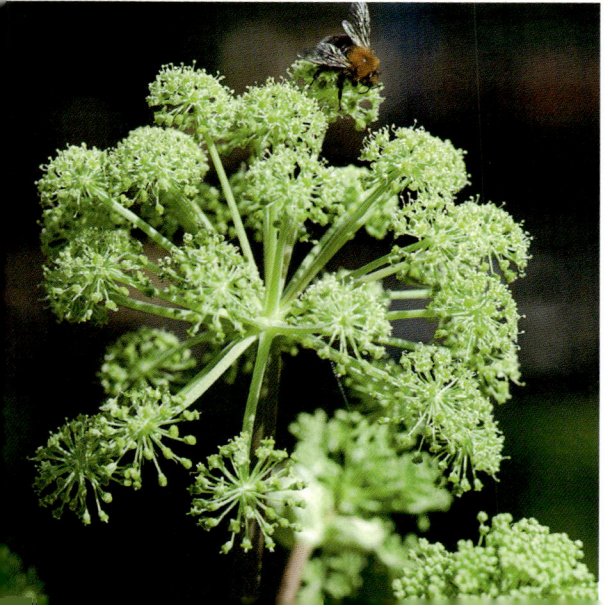

Ginkgo (Ginkgo biloba)

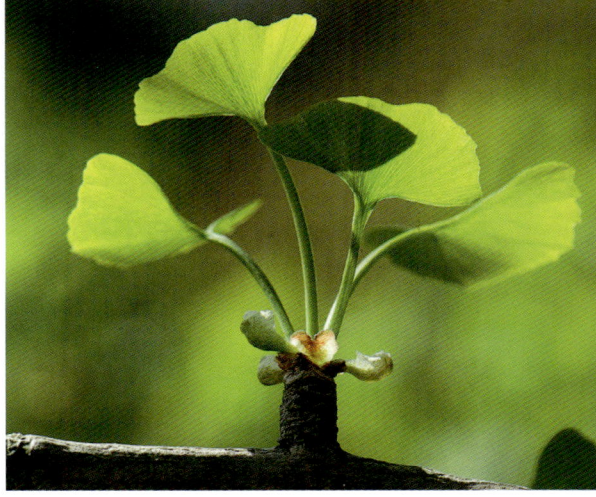

Der uralte Erdenbewohner Ginkgo lädt uns ein, wieder in unsere Mitte zu kommen.

Wie der Schachtelhalm ▸ siehe Seite 43 ist auch der Ginkgo als letzter Vertreter seiner Pflanzengruppe ein »lebendes Fossil«: Seit rund 200 Millionen Jahren bewohnt er die Erde. Aus Japan und China stammend, wird der bis 40 Meter hohe Baum aus der Familie der Ginkgogewächse seit dem 18. Jahrhundert auch in Europas Parks und Gärten angesiedelt. Er hat hübsche, sattgrüne, mittig eingekerbte fächerförmige, lang gestielte Blätter. Je älter er wird, desto mehr Risse bekommt seine Borke, aber die Krone wird immer schöner und imposanter.

Verwendete Pflanzenteile: Blätter

Wissenswertes: Seit langer Zeit ist der Ginkgo in China Sinnbild für ein langes, gesundes Leben. Chinesische Mönche sicherten sich ihre geistige Beweglichkeit durch das Kauen der Blätter. Der Baum wird oft in japanischen Haiku-Gedichten erwähnt und auch Goethe inspirierte er zu einem Gedicht. Nach dem verheerenden Abwurf der Atombombe auf Hiroshima brachten neue Triebe des Ginkgo aus verkohlten Baumstümpfen wieder Hoffnung in die Region.

Haupteinsatzgebiet: wenn das Ausblenden oder Verdrängen von unliebsamen Dingen uns Kraft und Energie raubt

Wirkung auf die Psyche: Ginkgo führt uns in unsere Mitte und in unsere Lebenskraft. Er unterstützt uns dabei, uns selbst und unser Umfeld mit Licht und Schatten zu akzeptieren. Ginkgo nimmt uns an die Hand und hilft zu verbinden, was zusammengehört. Indem alle Aspekte da sein dürfen, stehen wieder mehr Kraft und Vitalität zur Verfügung, denn das Ausblenden raubt Energie.

Körperliche Wirkung: Die Blätter beherbergen einen Wirkstoff, der die Nervenzellen schützt. Zudem fördert er die Durchblutung und schenkt uns so mehr Leistungsfähigkeit, Belastbarkeit und Konzentrationsfähigkeit bei Stress. Oft kommen Ginkgopräparate begleitend bei Demenz / Alzheimer, bei Tinnitus, durchblutungsbedingtem Schwindel und Arteriosklerose zum Einsatz.

Nebenwirkungen: selten Kopfschmerz, Magen-Darm-Beschwerden, Hautreaktionen

Kontraindikationen: bei Überempfindlichkeit gegen Ginkgo-Produkte

Darreichungsformen: Tinktur, Tee sowie Fertigarzneien

47

Hafer (Avena sativa)

Der Hafer aus der Familie der Süßgräser tanzt bei den Getreidearten aus der Reihe: Mit seinem in lockeren Rispen, nicht in Ähren angeordneten Fruchtstand ist er sofort zu erkennen. Die Körner sind von schützenden Hüllblättern, den Spelzen, umhüllt. Ursprünglich kommt der Hafer aus Kleinasien. Er wird bis zu 1 Meter hoch und ist eine ziemlich anspruchslose Pflanze: Selbst auf schlechten Böden und unter harschen Klimabedingungen holt er sich die Nährstoffe und das Wasser, die er zum Leben und Wachsen braucht.

So wie die Spelze das Haferkorn umhüllt, schützt Hafer unsere Seele.

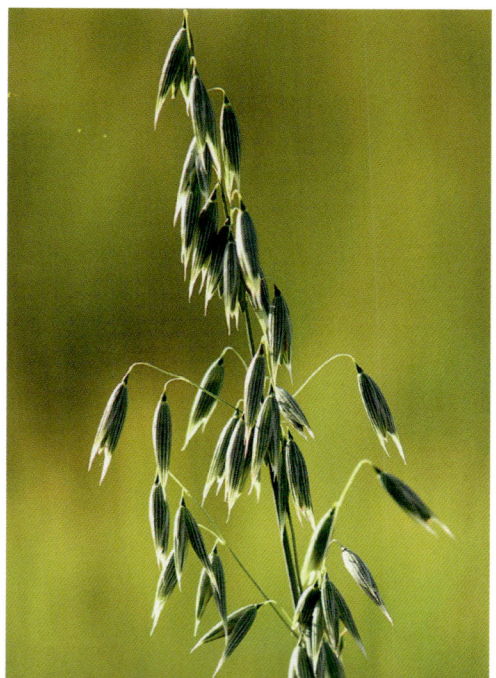

Verwendete Pflanzenteile: Kraut
Wissenswertes: Bereits in der Bronzezeit war Hafer ein Nahrungsmittel, seine B-Vitamine, Mineralstoffe und Proteine machen ihn sehr wertvoll. In England wurden um Weihnachten Haferbüschel um den Stall ausgelegt, das sollte die Tiere übers Jahr vor Krankheit beschützen.
Haupteinsatzgebiet: Vor allem bei Überforderung und daraus resultierender Nervenschwäche und Schlaflosigkeit. Die Ursachen dafür können zum Beispiel ein erschütterndes Erlebnis, körperliche und / oder geistige Überforderung, Angst, eine gestellte Aufgabe nicht zu meistern, oder ein anderweitiger großer innerer oder äußerer Druck sein.
Wirkung auf die Psyche: Hafer bringt Ruhe für Menschen, die innerlich zittern. Er legt eine Schutzschicht um die Nerven und macht sie widerstandsfähiger für die Bewältigung der anstehenden Themen. Ein überreiztes, durcheinandergeratenes Nervensystem kommt so wieder in Ordnung.
Körperliche Wirkung: Hafer hilft, einen aus dem Takt geratenen Schlaf-Wach-Rhythmus wieder zu harmonisieren. Er wirkt allgemein entzündungshemmend. Haferbäder helfen bei juckender Haut und Ekzemen.
Nebenwirkungen: keine bekannt
Kontraindikationen: keine bekannt
Darreichungsformen: Tinktur, Tee sowie Fertigarzneien, Frischpflanzenpresssaft. Haferkörner sind als Lebensmittel hilfreich für die Nerven, ▶ siehe hintere Umschlagklappe.

Hopfen (Humulus lupulus)

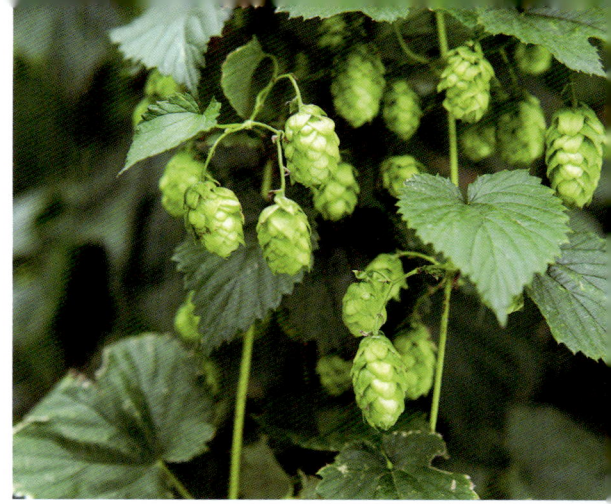

Die Botschaft des Hopfens: das Leben leichter nehmen, ohne dabei abzuheben.

Die rankende Pflanze aus der Familie der Hanfgewächse wird bis 10 Meter lang. Mithilfe von Klimmhaaren wächst sie bis zu 30 Zentimeter täglich. Hopfen ist zweihäusig, es gibt also männliche und weibliche Pflanzen, in der Medizin werden nur die weiblichen Blüten (»Hopfenzapfen«) genutzt. Gelblich grüne Hüllblätter legen sich wie Schuppen um die vielen Blüten im Inneren der »Zapfen«. Im Winter sterben die oberirdischen Teile ab, im nächsten Frühjahr erscheinen neue Triebe. Die Wildformen stammen aus China, angebaut wird Hopfen vor allem in Mittel- und Osteuropa sowie in den USA.

Verwendete Pflanzenteile: die weiblichen Blüten

Wissenswertes: Hopfenblüten sind als Bierzutat bekannt. Als Fruchtbarkeitssymbol und Aphrodisiakum (das eher auf Frauen wirkt) war er in slawischen Ländern früher ein beliebter »Hochzeitsgast«, die Braut wurde mit Hopfenzapfen beworfen.

Haupteinsatzgebiet: Schlafstörungen, vor allem Einschlafstörungen, das Gefühl von Schwerfälligkeit, äußerliche, müde Trägheit, gepaart mit Unruhezuständen. Außerdem leichte Angststörungen.

Wirkung auf die Psyche: Hopfen hilft, stabil und mit Leichtigkeit im eigenen Leben zu stehen. Er ist vor allem bei Einschlafproblemen eine der wichtigsten Pflanzen: Hopfen lehrt uns, die Alltagsthemen loszulassen. Er ist auch für Menschen angezeigt, die tagsüber schläfrig sind und nachts hellwach. Besonders wirkungsvoll ist er bei Menschen, die stark mit der Erde verbunden sind, aber nicht im Sinne von »gut geerdet«, sondern eher so, dass es sie schwerfällig und starr macht. Hopfen hilft dabei, leichter, fröhlicher und flexibler zu sein, Neues in das Leben zu lassen und dafür Altes loszulassen.

Körperliche Wirkung: Hopfen wirkt antibakteriell und aufgrund seiner Bitterstoffe appetitanregend. Auch bei Verdauungsproblemen und Gallestörungen kann er helfen.

Nebenwirkungen: keine bekannt

Kontraindikationen: keine bekannt

Darreichungsformen: Tinktur, Tee oder Fertigarznei. Oft wird er in Verbindung mit Baldrian, Melisse und Passionsblume gegeben ▸ Kasten Seite 104.

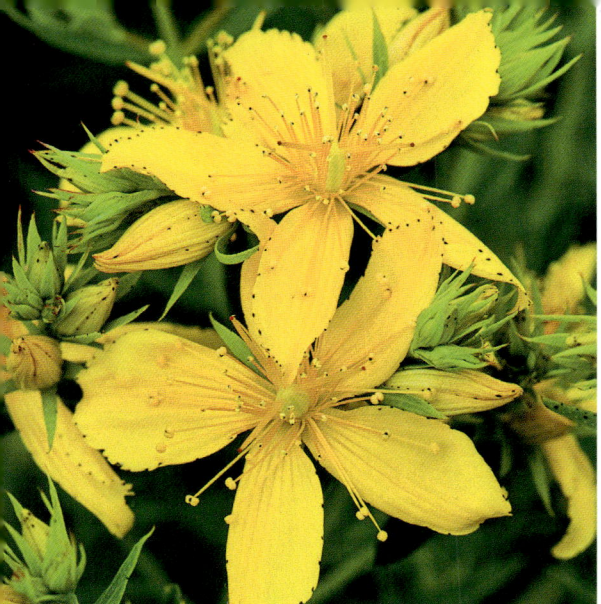
Das Johanniskraut wirkt wie wärmendes Sonnenlicht auf die Psyche.

Johanniskraut (Hypericum perforatum)

Diese häufig anzutreffende Pflanze aus der Familie der Johanniskrautgewächse gedeiht an Feldrändern, in lichten Wäldern, an Wegrändern und Bahndämmen. Sie ist überall in Europa, in Ostasien und Nordafrika heimisch, in weiteren Erdteilen wurde sie eingebürgert. Sie kann bis zu 90 Zentimeter hoch werden. Die ausdauernde Pflanze ist verzweigt und hat wunderschöne, sonnengelb strahlende Blüten, die sich von Juni bis September zeigen. Hält man ein Blättchen gegen die Sonne, erkennt man viele winzige, durchscheinende Punkte – die Öldrüsen. Von diesem perforierten Aussehen der Blätter hat die Pflanze ihren Artnamen. Reibt man Blätter oder Blüten zwischen den Fingern, verfärben sich diese vom Öl blutrot, vor allem vom Wirkstoff Hypericin. Geerntet wird am besten um den Johannistag herum, also um den 24. Juni. Zu diesem Zeitpunkt hat das Johanniskraut seine größte Heilkraft erreicht und viel Licht und Sonne in sich gespeichert.

Verwendete Pflanzenteile: Blatt und Blüte

Wissenswertes: Die rote Färbung der Finger bei der Ernte wurde von den Germanen als das Blut Baldurs gesehen, des Sonnengottes, der um den 20. Juni sein Leben der Erde opferte, und noch heute feiern die Menschen die Hochzeit der Erde mit dem Sonnenlicht, die Verbindung des Geistes mit der Materie in Form von Sonnenwendfeuern, in manchen Gegenden tragen Frauen und Mädchen dabei Kränze aus Johanniskraut. Der Pflanze wurde aber auch die Fähigkeit nachgesagt, Dämonen zu verjagen und vor Gewittern und bösen Hexen zu schützen. Dafür hängte man früher Johanniskrautbüschel an die Türen und Fenster der Häuser.

Haupteinsatzgebiet: leichte bis mittelschwere Depressionen, »Winterblues«, bei psychovegetativen Störungen in den Wechseljahren (Klimakterium) oder nach einer Entbindung. Auch Depressionen, die aufgrund von früheren seelischen Verletzungen entstanden, gehören zu ihrem Spezialgebiet.

Wirkung: Innerlich eingenommen wirkt das Johanniskraut wie wärmende, klärende Sonnenstrahlen: Das gespeicherte Licht strömt in jede Zelle unseres Körpers und unseres Gemüts. Es stellt die Verbindung zwischen Körper und Seele wieder her, wenn zu wenig (Sonnen-)Energie zur Verfügung steht. In der alten Literatur ist nachzulesen, dass Johanniskraut früher auch bei Halluzinationen eingesetzt wurde. Die Wirkung des Johanniskrauts auf die Psyche beginnt sich nach etwa zwei Wochen spürbar zu entfalten.

Körperliche Wirkung: Johanniskraut wirkt entzündungshemmend und fördert die Heilung bei Stich- und Schnittwunden oder bei Traumen (etwa Prellungen), Muskelschmerzen und Verletzungen. Es hilft auch bei Sonnenbrand, beruhigt die Haut und macht sie widerstandsfähiger. Johanniskraut ist außerdem ein Nervenkraut: Überall wo Nerven verletzt oder gereizt sind oder wo viele Nerven zusammenlaufen und verletzt wurden, kann Johanniskraut eine wunderbare Unterstützung sein.

Nebenwirkungen: Die Lichtempfindlichkeit kann während der Einnahme erhöht sein, es empfiehlt sich daher, besonders bei sehr heller Haut, Solarium und Sonnenbäder in dieser Zeit zu meiden. Sehr selten kann es außerdem, wenn Johanniskraut hoch dosiert eingenommen wurde, zu Hautausschlägen, Juckreiz, Unruhe oder Müdigkeit kommen.

Kontraindikationen / Wechselwirkungen: Die Einnahme von Johanniskraut verstärkt die Wirkung von salicylhaltigen Pflanzendrogen (etwa Weidenrinde) sowie Medikamenten (etwa Aspirin®), seien Sie daher vorsichtig bei der Dosierung Letzterer. Auch können Wechselwirkungen mit Medikamenten wie Immunsuppressiva, Digitalis- oder Cumarin-Präparaten und der »Antibabypille« stattfinden. Vorsicht in der Schwangerschaft, verzichten Sie während dieser Zeit besser auf die Anwendung von Johanniskraut, da die Wirkungen des Krauts auf die Schwangerschaft sowie auf das ungeborene Kind noch nicht hinlänglich erforscht sind.

Darreichungsformen: Fertigpräparate, Tee, Tinktur, Ölmazerat, Frischpflanzenpresssaft

INFO

JOHANNISKRAUTÖL

Ein wunderbares Massageöl bei Verspannungen und Muskelschmerzen, Nervenentzündungen und Herpes zoster (Gürtelrose): Füllen Sie an einem sonnigen Mittag um den 24. Juni ein farbloses Schraubglas halb mit getrocknetem Johanniskraut. Gießen Sie mit einem guten Bio-Öl auf, sodass über den Pflanzenteilen zirka 2 Fingerbreit Öl steht. Stellen Sie das Glas an einen sonnigen Ort und schütteln Sie es einmal am Tag, mit der Zeit färbt es sich dunkelrot. Nach 6 bis 8 Wochen das Öl abseihen und in eine dunkle Flasche umfüllen.

Lavendel
(Lavandula angustifolia)

Der bis zu 50 Zentimeter hohe Halbstrauch aus der Familie der Lippenblütler wächst vor allem am westlichen Mittelmeer auf kalkhaltigen Böden. Er braucht Wärme und Sonne, um seine ätherischen Öle zu bilden. Von Juli bis September leuchten und duften die blau-violetten Blüten in den kleinen Scheinähren.

Verwendete Pflanzenteile: Blüten

Wissenswertes: Bereits Hildegard von Bingen verwendete Lavendel zu Heilzwecken und seither fehlt er in keinem Kräuterbuch. Früher wurde er weitreichend eingesetzt, etwa bei Appetitlosigkeit, Blähungen und Koliken, Migräne, Kopfschmerzen und Ohnmacht. Bis heute wird Lavendel in Bädern und zum Fernhalten von Schädlingen genutzt. Sein Name stammt wahrscheinlich von lateinisch lavare = waschen, reinigen.

Haupteinsatzgebiet: Schlafstörungen, etwa aufgrund von Stress oder Mobbing am Arbeitsplatz und dem daraus folgenden Gedankenkarussell. Aus Schlafstörungen resultierender Konzentrationsmangel.

Wirkung auf die Psyche: Lavendel hilft, wo es wichtig ist, geradlinig und stabil zu sein. Er unterstützt uns dabei, unsere Grenzen wahrzunehmen und klar zu ihnen zu stehen. Er reinigt auf allen Ebenen, hilft, sich nicht verbiegen zu lassen und aus dem Teufelskreis von Stress, Schlafstörungen und verminderter Leistungsfähigkeit auszusteigen. Viele Studien bestätigen seine schlaffördernde, beruhigende Wirkung. Lavendel lässt uns aus der Ruhe unserer Mitte handeln.

Körperliche Wirkung: Der entspannende Effekt kommt auch den Muskeln zugute. Lavendel wirkt zudem antimikrobiell, entzündungshemmend, pilzwidrig, schreckt Zecken und Milben ab. Das ätherische Öl hilft bei Wunden und Verbrennungen.

Nebenwirkungen: Sehr hoch dosiert und lange eingenommen kann es zu Hautirritationen kommen.

Kontraindikationen: keine bekannt

Darreichungsformen: Tinktur, Tee sowie Fertigarzneien, ätherisches Öl

Der klare, reine Lavendelduft verrät viel über die Wirkung der aufrechten Pflanze.

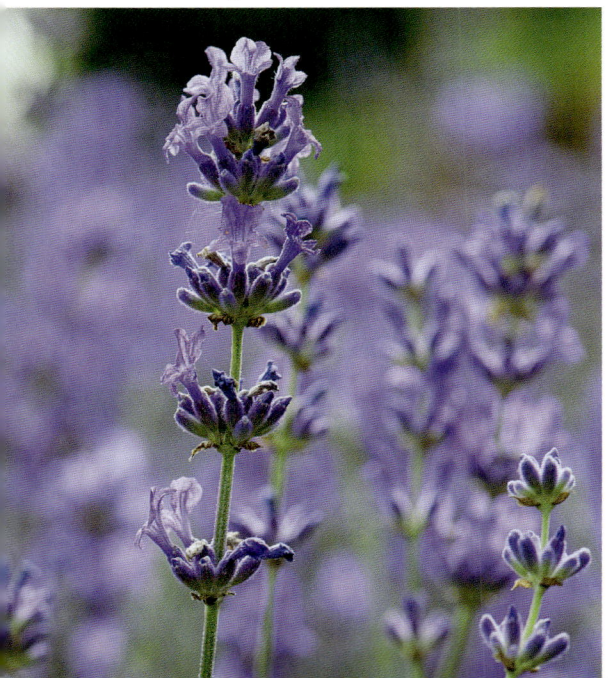

Melisse (Melissa officinalis)

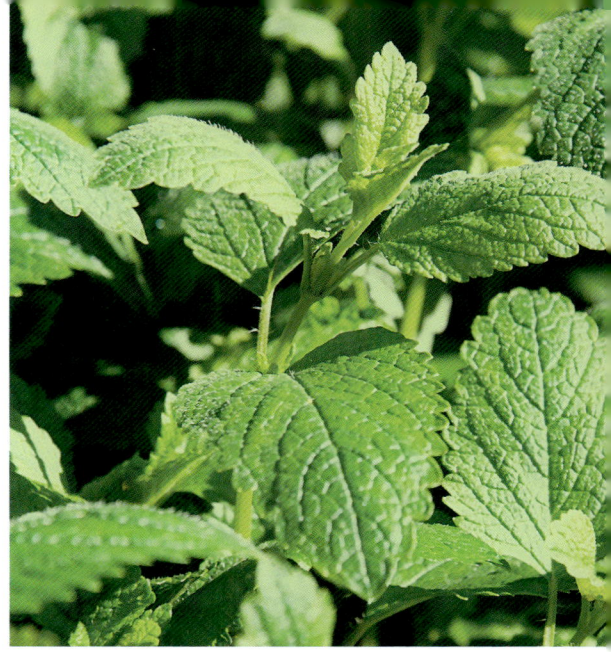

Die Melisse aus der Familie der Lippenblütler ist eine unserer ältesten Heilpflanzen. Sie ist ursprünglich im östlichen Mittelmeerraum beheimatet. Die buschig wachsende Pflanze kann bis 80 Zentimeter hoch werden und wuchert im Garten gern das ganze Beet zu. Ihre kleinen weißen, leicht duftenden Blüten erscheinen im Juli und August. Streicht man vorsichtig über die Blätter der Melisse, entfaltet sich ein leichter Duft nach Zitronen, weswegen man sie auch Zitronenmelisse nennt. Auch die Bienen freuen sich sehr über diese Pflanze, weil ihre Blüten reich an Nektar sind.

Die wohlschmeckende Melisse beruhigt uns mit ihrer Sanftheit und muntert uns auf.

Verwendete Pflanzenteile: Blätter

Wissenswertes: Überlieferungen zufolge lobte bereits der persische Arzt Avicenna (11. Jh. n. Chr.) die beruhigende und aufmunternde Wirkung der Melisse. Paracelsus soll gesagt haben, Melisse sei wertvoller als Gold. Hildegard von Bingen empfahl Melisse bei Herzproblemen und Freudlosigkeit.

Haupteinsatzgebiet: Schlafstörungen, vor allem wenn Herzschmerz (ob körperlich oder seelisch) die Ursache ist, wenn zu viele Sinneseindrücke verarbeitet werden müssen oder Verdauungsstörungen damit einhergehen. Melisse ist sanft, aber sehr kraftvoll, weshalb sie auch Kindern oft hilft.

Wirkung auf die Psyche: Melisse beruhigt und entkrampft. Sie bringt Freude und Gelassenheit zurück, vor allem bei Engegefühl in der Brust aufgrund von Sorgen und Kummer. Melisse hilft, über die Sorgen hinauszublicken und Lösungen zu finden. Sie lindert nervös bedingte Herz- und Verdauungsprobleme sowie Einschlafstörungen aufgrund von Herzklopfen, Ängsten und schwer zu verarbeitenden Eindrücken des Tages.

Körperliche Wirkung: Melisse hat krampflösende, blähungswidrige, antibakterielle und antivirale Eigenschaften und hilft uns bei nervösen Magen-Darm- sowie Herzbeschwerden ohne organische Ursachen.

Nebenwirkungen: keine bekannt

Kontraindikationen: keine bekannt

Darreichungsformen: Tinktur, Tee, Fertigarzneien, Frischpflanzenpresssaft

Passionsblume
(Passiflora incarnata)

Die wunderschöne Blüte der Passionsblume (Familie der Passionsblumengewächse) an ihrem bis zu mehrere Meter langen Stängel hat einen Durchmesser von bis zu 10 Zentimeter. Sie erfreut uns immer nur einen Tag lang, doch auch die dreifach gelappten tiefgrünen Blätter des immergrünen, rankenden Strauches sind eine Augenweide. Aus der Blüte entwickelt sich eine eiförmige, essbare Beerenfrucht. Die Pflanze stammt aus den USA, ist mittlerweile bis Südamerika ausgewildert. Vertreter der Pflanzenfamilie wurden im 17. Jh. nach Europa gebracht.
Verwendete Pflanzenteile: Blätter

So schön ist Gelassenheit: Die Passionsblume beruhigt und weitet den Blick.

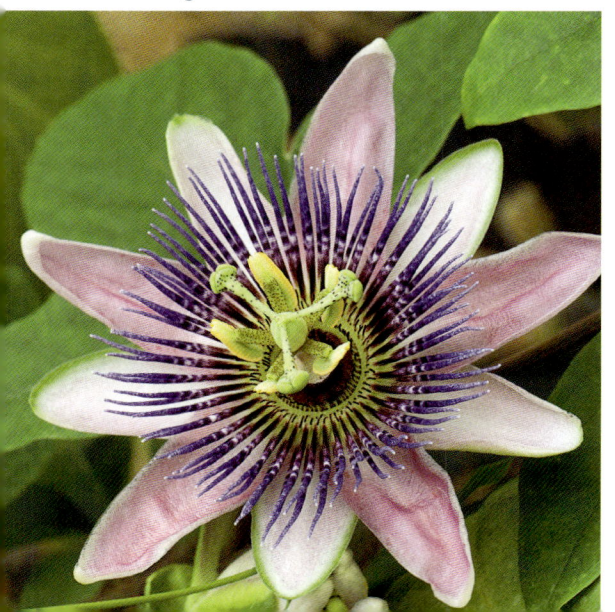

Wissenswertes: Indianer setz(t)en die Pflanze aufgrund ihrer beruhigenden Wirkung ein. Christen sahen in ihr ein Sinnbild der Passion Jesu, der Blütenkranz etwa wurde als Dornenkrone interpretiert. So entstand wohl ihr Name, ebenso der lateinische Artname *incarnata* (die Fleisch Gewordene).
Haupteinsatzgebiet: Einschlafstörungen durch innere Unruhe und bei nervösen Unruhezuständen, vielleicht ausgelöst durch ein komplexes Problem. Vor allem, wenn Angst zu dieser Unruhe führt, sollte Passionsblume ein Teil der Rezeptur sein.
Wirkung auf die Psyche: Passionsblume macht Zusammenhänge deutlich und öffnet so den Blick für das Große und Ganze. Das bringt Ruhe in den Geist und schützt uns davor, von Sorgen und Überarbeitung überflutet zu werden. Die Pflanze glättet inneren Aufruhr und damit einhergehende Spannungskopfschmerzen und Herzprobleme. Laut einer wissenschaftlichen Studie hat die Passionsblume einen positiven Einfluss auf den Neurotransmitter γ-Aminobuttersäure, wodurch sie Gefühle von Leistungsdruck und Überforderung reduziert.
Nebenwirkungen: Verstärkt die Wirkung von Johanniskraut. Wenn Sie beide zugleich einnehmen, dosieren Sie das Johanniskraut niedriger als gewohnt.
Kontraindikationen: keine bekannt
Darreichungsformen: Tinktur, Tee, Fertigpräparate. Oft zusammen mit anderen beruhigenden Pflanzen ▸ siehe Kasten Seite 104.

Rosenwurz (Rhodiola rosea)

Zur Familie der Dickblattgewächse gehört diese sukkulente (wasserspeichernde) Pflanze mit dicken, fleischigen Blättern. Sie wird bis 35 Zentimeter hoch und lebt in kälteren Gefilden Eurasiens und der USA sowie in der Arktis in Gebirgen, Mooren, Felsspalten. Am Ende jedes Stängels sitzt eine Blüte, die auf dem weiblichen Busch erst gelb ist und später ins Orangerote übergeht, auf dem männlichen Busch ist sie violett. Die Rosenwurz bildet eine kräftige, bis 5 Zentimeter dicke Pfahlwurzel. Der knollige unterirdische Teil des Stammes duftet nach Rosenblüten, was der Pflanze ihren Namen gab.

Verwendete Pflanzenteile: Wurzel

Wissenswertes: Bereits die Wikinger nutzten die Rosenwurz als Heilmittel. Im asiatischen Altai-Gebirge, in russischen, baltischen und skandinavischen Ländern ist sie seit Langem ein gefragtes Heilmittel. Auch bei uns wird sie immer bekannter, zumal auch die Wissenschaft sie positiv einstuft: Zahlreiche Studien belegen die Wirkung der Rosenwurz bei Stress und Überbelastung. Sie scheint einen besonderen Einfluss auf das Neurotransmittersystem zu haben.

Haupteinsatzgebiet: Stress und hoher Belastungsdruck, vor allem, wenn er einfach zu viel wird (Studium, Arbeit, Familie …).

Wirkung auf die Psyche: Die Rosenwurz bringt Gleichklang in den Menschen und seine Umwelt. Lässt es sich nicht vermeiden, dass wir »auf mehreren Hochzeiten tanzen«, kommen wir mit ihrer Hilfe gut durch diese Zeit. Wer »außer sich« ist, dem hilft sie, wieder zu sich zu kommen. Sie unterstützt uns dabei, in kargen Zeiten den Mut nicht zu verlieren, Teil des Lebens und Teil einer Gemeinschaft zu bleiben. Die in entlegenen Gegenden heimische Pflanze leistet Stadtmenschen Beistand, die im Asphaltdschungel zu ersticken drohen. Sie wirkt angstlösend, antidepressiv und antriebssteigernd.

Nebenwirkungen: (selten) Unruhe

Kontraindikationen: Nicht in Schwangerschaft und Stillzeit, nicht bei Kindern unter 12 Jahren, da es hier keine Erfahrungswerte gibt. Nicht bei Manie und starker Unruhe.

Darreichungsformen: Tee, Fertigarzneien

Die Rosenwurz vermittelt uns die Kraft, in harschen Zeiten unsere Mitte zu bewahren.

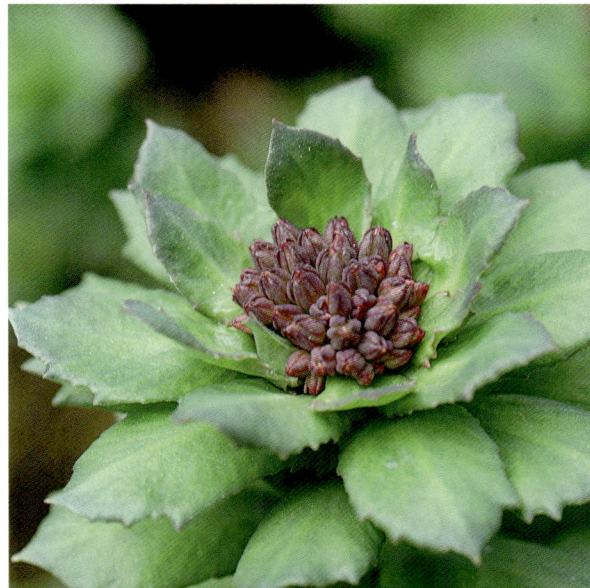

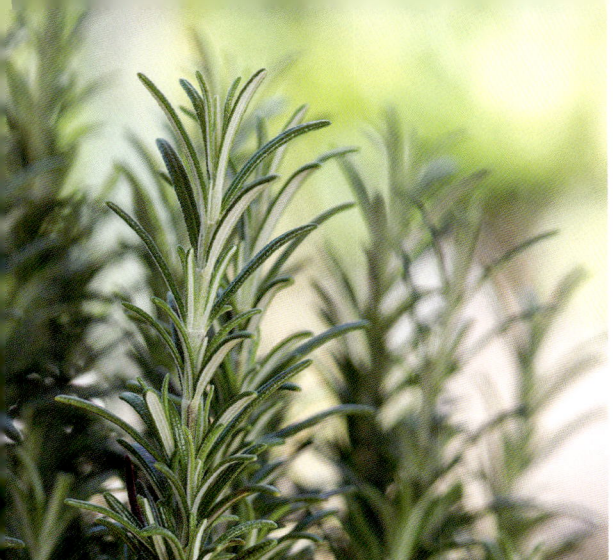
Der Rosmarin ist wie ein guter Freund, denn er hilft uns, uns selbst zu helfen.

Rosmarin (Rosmarinus officinalis)

Dieser immergrüne Halbstrauch aus der Mittelmeerregion gehört zur Familie der Lippenblütler. Er kann bis zu 2 Meter hoch werden. Seine nadelartigen Blätter sind ledrig und verströmen einen charakteristischen würzig-aromatischen Duft. In den Blattachseln erscheinen ab März bis oftmals in den September hinein zartblaue bis hellviolette Blüten, seltener sind sie rosa oder weiß.

Verwendete Pflanzenteile: Blätter

Wissenswertes: Rosmarin war der griechischen Liebesgöttin Aphrodite geweiht. Mönche brachten ihn nach Mitteleuropa, und auch dort wurde er zum Liebessymbol. In Deutschland trug die Braut zur Hochzeit früher einen Kranz aus Rosmarin statt wie heutzutage üblich einen Myrtenkranz: Der Rosmarin sollte das Feuer der Liebe erhalten und stand auch für die Treue der Partner. Er wurde aber auch bei Tod und Begräbnis eingesetzt und als Orakelpflanze genutzt.

Haupteinsatzgebiet: Lethargie und Lustlosigkeit, träger Geist und mangelnde Konzentrationsfähigkeit. Niedriger Blutdruck, Erschöpfung und Kreislaufschwäche. In der Rekonvaleszenz, bei Appetitmangel, Störungen der Funktion von Leber und Gallenblase, äußerlich angewandt bei Rheuma und stumpfen Verletzungen.

Wirkung auf die Psyche: Rosmarin entfacht das innere Feuer, er schenkt Begeisterungsfähigkeit und hilft dabei, Visionen zu verwirklichen. Zugleich sorgt er dafür, dass wir bei aller Begeisterung nicht »verbrennen«, sondern einen klaren Kopf bewahren. Der Rosmarin hilft uns, die Dinge (wieder) in die eigene Hand zu nehmen und die ersten Schritte zu tun, er bringt Freude und Lebendigkeit zurück und hilft, bei Mutlosigkeit und Erschöpfung wieder aufzustehen.

Körperliche Wirkung: Kreislauf- und appetitanregend, blähungswidrig. Morgens als Tee getrunken ist er ein guter Kaffeeersatz.

Nebenwirkungen: keine bekannt

Kontraindikationen: Vorsicht bei zu hohem Blutdruck, nicht in der Schwangerschaft

Darreichungsformen: Tinktur, Tee, ätherisches Öl, Fertigarzneien, Salben, Frischpflanzenpresssaft

Schafgarbe
(Achillea millefolium)

Die Pflanze aus der Familie der Korbblütler hat holzige, sehr aufrechte Stängel, fein gefiederte Blätter und weiße, manchmal rosa Blüten, die in Scheindolden stehen und in der Dämmerung wunderschön »leuchten«. Von Juni bis Oktober zeigen sie sich überall an Weg und Feld, auf Wiese und Acker – in ganz Europa, in Teilen Nordamerikas, Asiens und Afrikas. Die Schafgarbe ist ein wahrer Alleskönner unter den Heilpflanzen.

Verwendete Pflanzenteile: blühendes Kraut

Wissenswertes: Weil erkrankte Schafe die Pflanze oft fressen, kam sie zu ihrem Namen. Ihre Heilwirkung für den Menschen ist seit alters bekannt, der Held Achilles soll sie zur Wundheilung verwendet haben. Ihre Stängel werden im chinesischen Buch der Wandlungen (I Ging) als Orakelstäbe genutzt. Sie ist außerdem Zutat der mancherorts beliebten Gründonnerstagssuppe, mit der man die Kraft des Frühlings aufnehmen will, um übers Jahr gesund zu bleiben.

Haupteinsatzgebiet: Wenn Menschen beispielsweise im Beruf sehr feinfühlig sein müssen und ihnen dabei manchmal »die Luft ausgeht«. Auch wenn in einem die Gegensätze toben, diverse Aspekte einer Sache nicht zusammenzugehen scheinen oder man einen Schutzschirm und Stabilität braucht.

Wirkung auf die Psyche: Schafgarbe gibt uns eine klare Ausrichtung und hilft uns, in Gegensätzen das Ganze zu finden, bei Gegenwind aufrecht zu stehen und Himmel und Erde in uns zu vereinen. Sie gibt uns Halt und Stabilität und verbindet uns mit »himmlischen Mächten«. Sie hilft uns, alle Teile des Puzzles zu sehen, also auch die Ansichten Andersdenkender anzuerkennen und mit unseren zu verbinden.

Körperliche Wirkung: verdauungsfördernd, entkrampfend (Verdauungsprobleme, Menstruationsschmerzen), blutstillend, appetitfördernd, galletreibend, antientzündlich

Nebenwirkungen: keine bekannt

Kontraindikationen: Vorsicht bei einer Allergie gegen Korbblütler

Darreichungsformen: Tinktur, Tee sowie Fertigarzneien und Frischpflanzenpresssaft

Wie eine Himmelsantenne gibt uns die Schafgarbe Stabilität und zugleich Offenheit.

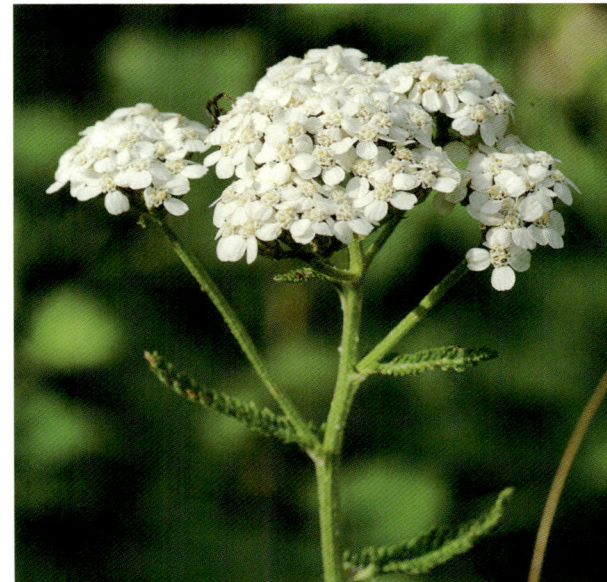

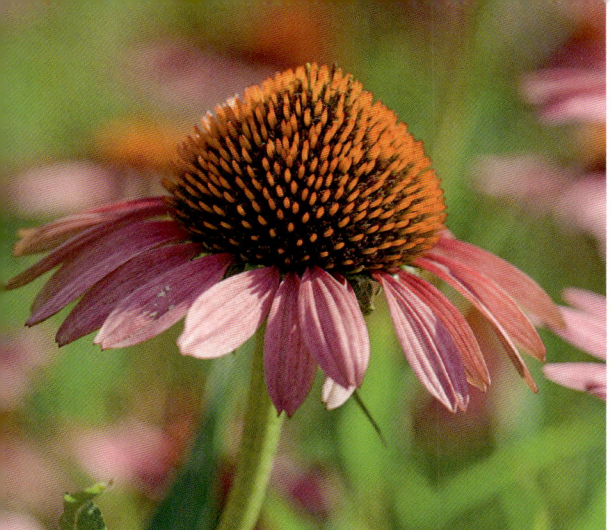

Sonnenhut verleiht uns mehr Widerstandskraft und behütet uns im Alltag.

Sonnenhut (Echinacea purpurea)

Die schöne, anspruchslose Pflanze aus der Familie der Korbblütler wird bis 1,30 Meter hoch und blüht von Juni bis September wunderbar rosa bis pink. Die äußeren Blütenblätter stehen zu Beginn der Blütezeit aufrecht, hängen dann immer weiter herab und umringen den Blütenstand von braunen Röhrenblüten in ihrer Mitte, der sich kegelförmig aufwölbt. Die Wurzel ist tief im Boden verankert. Der Sonnenhut stammt ursprünglich aus Nordamerika, ist aber seit Ende des 19. Jh. auch in Europa heimisch und ist hier in vielen Gärten anzutreffen.
Verwendete Pflanzenteile: Wurzel, Kraut
Wissenswertes: Die Ureinwohner Amerikas wussten schon früh von der Heilwirkung des Sonnenhuts. Die Pflanze wurde zu einem Brei verarbeitet und Kriegern auf ihre Wunden gelegt, damit diese schnell und infektionslos heilten. Zum Wechsel vom 19. ins 20. Jh. war Sonnenhut in Amerika eine der am meisten verkauften Heilpflanzen.
Haupteinsatzgebiet: Der Sonnenhut wird vor allem dort eingesetzt, wo es zu Konflikten kommt, die aus Überarbeitung, Stress oder Schlafmangel entstehen und eigentlich Bagatellen sind. Die Pflanze sorgt für die Stärkung unserer Widerstandskraft.
Wirkung auf die Psyche: Sonnenhut unterstützt unsere Abwehrkräfte, sowohl im körperlichen als auch im psychischen und energetischen Bereich. Er hilft dabei, das große Ganze nicht aus den Augen zu verlieren, großzügig und gelassen bei kleinen Unstimmigkeiten zu sein, für sich einzustehen, sein Inneres zu zeigen, ohne sich zu spalten oder zu verbiegen. Er gibt den Antrieb, dessen es manchmal bedarf, damit Änderungen eintreten können. Sonnenhut umgibt uns mit einer Schutzschicht für Körper und Psyche.
Nebenwirkungen: Vorsichtig dosieren! Bei Überdosierung kann es zu Erbrechen und Übelkeit kommen, auch kurzfristiges Fieber ist in seltenen Fällen möglich.
Kontraindikationen: das Immunsystem betreffende Erkrankungen wie HIV-Infektion, multiple Sklerose, Leukämie, Diabetes; Allergie gegen Korbblütler
Darreichungsformen: Tinktur, Tee, Fertigpräparate, Frischpflanzenpresssaft

Storchschnabel, Ruprechts-kraut (Geranium robertianum)

Dieses Kraut aus der Familie der Geranien-gewächse ist fast weltweit in Wäldern, an Wegrändern oder Mauerstreifen zu finden. Die hübschen Blüten riechen etwas herb. Die einjährige Pflanze hat feine Wurzeln, die Stängel sind rot überlaufen und die Blüten meist dunkel- bis hellrosa, fünfblättrig, klein und streifig. Die Pflanze wird um 50 Zenti-meter hoch und blüht von April bis Septem-ber. Die Früchte sehen aus wie kleine Schnä-bel, in ihnen sind die Samen enthalten.

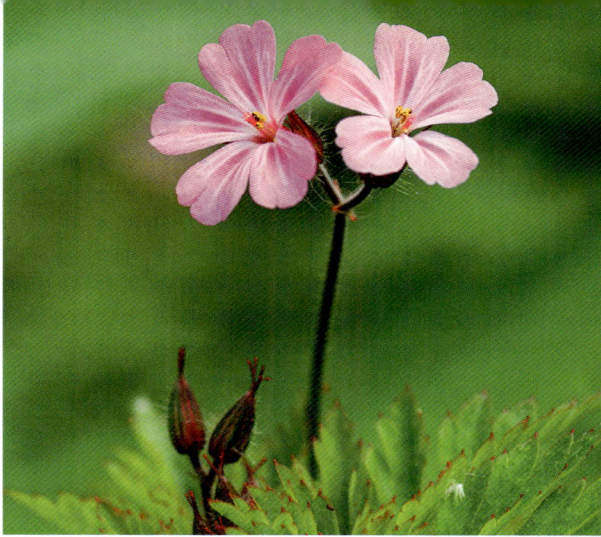

Storchschnabel hilft, wenn wir uns allzu vogel-frei fühlen oder aber zu erstarren drohen.

Verwendete Pflanzenteile: Kraut

Wissenswertes: Hildegard von Bingen und andere Heilkundige des Mittelalters erwähn-ten die Pflanze als Helfer bei Wunden und Geschwüren, Verdauungsproblemen und Lymphstau. In der Volksmedizin heißt sie auch Kindermacher, weil sie angeblich bei ungewollter Kinderlosigkeit Abhilfe schafft.

Haupteinsatzgebiet: Schock, Trauma

Wirkung auf die Psyche: Der Storchschna-bel hat eine eher »chaotische« Wuchsform, dabei wunderschöne Blüten und wenig Wurzelwerk: Sinnbild dafür, wie hilfreich er für Menschen ist, die nervös sind, vielleicht zu nervösen Durchfällen oder zu Schilddrü-senüberfunktion neigen und wenig geerdet sind. Der Grund ist ein traumatisierendes Erlebnis, das ihnen den Boden unter den Füßen weggezogen hat. Die Pflanze hilft, die Schockstarre zu überwinden. Sie ist auch die richtige, wenn man den Glauben an sich verloren hat oder gar nicht mehr weiß, wer man ist. Sie ist eine Putzfee für die Seele und reinigt alles, was an die Oberfläche kommen möchte. So unterstützt sie uns, aus dem Tal der Tränen zurück ins Leben zu finden und die eigene innere Schönheit zu zeigen.

Körperliche Wirkung: Storchschnabel hilft bei Durchfall, Magen-Darm-Entzündungen, Herpes, Lymphstau und schlecht heilenden Wunden, sie hat antimikrobielle und wahr-scheinlich auch antivirale Eigenschaften.

Nebenwirkungen: Die in der Pflanze enthal-tenen Gerbstoffe können bei hoher Dosie-rung zu Magenbeschwerden führen.

Kontraindikationen: keine bekannt

Darreichungsformen: Tinktur (bei seeli-schen Traumen vorzugsweise, nicht überdo-sieren!), Tee, Frischpflanzenpresssaft

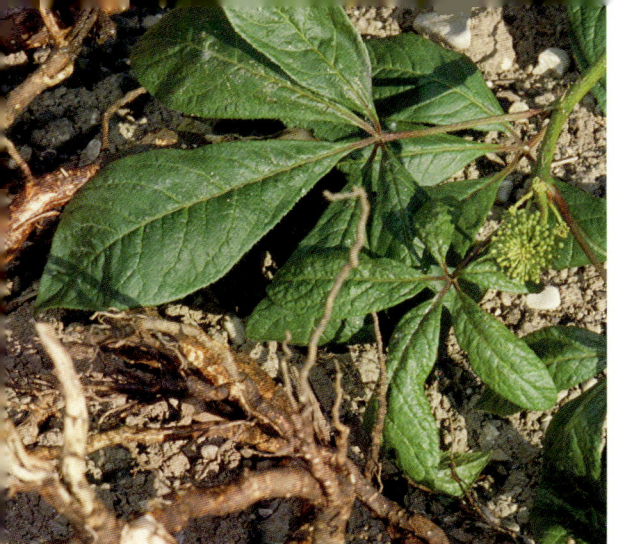

Die Taigawurzel gibt uns eine gute Basis aus Mut, neuer Kraft und Anpassungsfähigkeit.

Taigawurzel (Eleutherococcus senticosus)

Der sommergrüne Strauch aus der Familie der Araliengewächse ist in Nord- und Ostasien heimisch. Bei uns ist die Heilkraft seiner kräftigen Wurzel seit Längerem bekannt. Der Strauch kann bis 6 Meter hoch werden, an seinen stacheligen Stängeln sitzen langgestielte, handförmig geteilte Blätter in sattem Grün. Aus kleinen gelben Blüten entwickeln sich aromatische blauschwarze Früchte.

Verwendete Pflanzenteile: Wurzel

Wissenswertes: In der chinesischen Medizin ist die Wirkung bereits seit dem 3. Jh.v. Chr. bekannt. Auch die Menschen der Taiga wussten schon lange um die Heilkraft der Wurzel. Mitte des 20. Jh. wurde diese in Russland wissenschaftlich untersucht und in ihrer Wirkung bestätigt. Olympische Teams nahmen sie 1984 als natürliches Dopingmittel zur Leistungssteigerung. Die Taigawurzel wird auch Sibirischer Ginseng genannt, weil die Wirkung der beiden Pflanzen ähnlich ist.

Haupteinsatzgebiet: Erschöpfung, Stress, sinkendes Leistungsvermögen und mangelnde Konzentrationsfähigkeit, prophylaktisch zur Stärkung des Immunsystems.

Wirkung auf die Psyche: Die Taigawurzel gibt Menschen Mut, die sich nicht zutrauen, eine schwierige Situation oder Aufgabe zu meistern. Sie wirkt adaptogen, das heißt, sie hilft dem Organismus, sich an Stresssituationen anzupassen und mit hohen Belastungen besser fertig zu werden. Vor allem wenn wir das Gefühl haben, einfach keinen Schritt mehr gehen zu können – sowohl auf der psychischen als auch auf der körperlichen Ebene – hilft uns die Taigawurzel, wieder auf die Beine zu kommen, und unterstützt uns dabei, diese Zeit gut zu überstehen.

Körperliche Wirkung: Die Wurzel wirkt antiviral und stärkt das Immunsystem – ob vorbeugend oder bei den ersten Anzeichen einer Infektion. Hat man sich bereits angesteckt, verläuft die Erkrankung leichter und Komplikationen werden vermieden.

Nebenwirkungen: keine bekannt

Kontraindikationen: nicht in der Schwangerschaft; bei erhöhtem Blutdruck bitte die Einnahme mit dem Arzt besprechen.

Darreichungsformen: Tinktur, Tee sowie Fertigarzneien

Wermut
(Artemisia absinthium)

Der hübsche, aromatisch duftende Wermut aus der Familie der Korbblütler ist an Zäunen und Felshängen, auf Schuttplätzen, an Wegrändern und Flussufern zu Hause. Ursprünglich stammt er vom Mittelmeer, ist aber auch in Kleinasien und Nordafrika beheimatet. Die ausdauernde, bis zu 2 Meter hohe Pflanze hat filzig schimmernde, grau beflaumte Blätter und zeigt von Juli bis September ihre kleinen gelben, rispigen Blüten.

Verwendete Pflanzenteile: Kraut

Wissenswertes: Ende des 19. Jh. war der Absinth, ein unter anderem mit Wermut aromatisierter Wein, eine Modedroge aufgrund seiner euphorisierenden Wirkung – die bei anhaltendem Gebrauch jedoch schnell in Halluzinationen und Wahnsinn endete. Angeblich war es Absinth, in dessen Rausch sich Vincent van Gogh das Ohr abschnitt. Der botanische Name *artemisia* kommt von Artemis, der römischen Göttin der Jagd, der Tiere, der Natur, später auch des Mondes.

Haupteinsatzgebiet: Lustlosigkeit, Festhängen im »Tal der Tränen« oder in negativen Gedanken. Festhalten an Altem, das jedoch nur belastet. Fehlender Mut und Elan für einen Neuanfang, der aber wichtig wäre.

Wirkung auf die Psyche: Wermut verwandelt Bitterkeit in Freude. Er hilft, das Leben humorvoller anzugehen, gibt uns Klarheit und Erkenntnis. Er hilft uns zu erkennen, dass Leiden und die Süße des Lebens zusammengehören. Wermut ist eine Brücke, die uns über unwegsames, sumpfiges Gelände auf festen Untergrund führt. Er hilft uns, im eigenen Sein anzukommen, uns selbst im besten Sinne zu verwirklichen. Indem wir das Alte, Vergangene integrieren und nicht verdrängen, können wir Neues beginnen.

Körperliche Wirkung: Neben Galle- und Verdauungsstörungen sowie Appetitlosigkeit wird er auch nach grippalen Infekten oder Operationen eingesetzt, um wieder zu Kraft und Leistungsfähigkeit zu finden.

Nebenwirkungen: siehe »Wissenswertes«, bitte vorsichtig dosieren!

Kontraindikationen: Magen- und Darmgeschwüre, Schwangerschaft und Stillzeit

Darreichungsformen: Tinktur, Tee, Frischpflanzenpresssaft

Wermut hilft uns zu erkennen, dass Bitteres und Süßes im Leben zusammengehören.

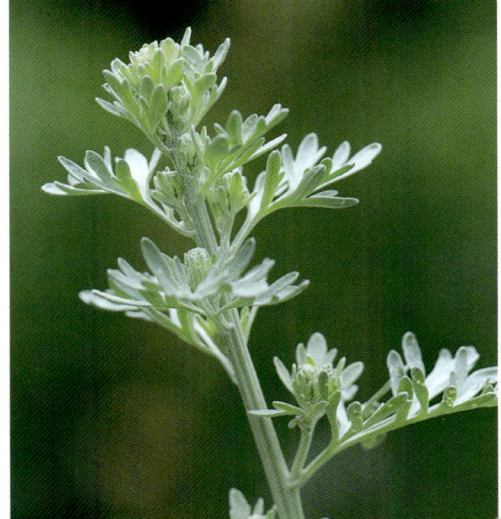

EXOTISCHE SEELENHELFER

Diese fünf Pflanzen gehören zu den interessantesten neu oder wiederentdeckten Naturheilmitteln für die Psyche. Es lohnt sich, ihre Wirkung kennenzulernen!

JIAOGULAN (GYNOSTEMMA PENTAPHYLLUM)

Die Kletterpflanze aus der Familie der Kürbisgewächse (auch: »Kraut der Unsterblichkeit«) ist in Asien beheimatet, fühlt sich aber auch auf unseren Balkonen wohl. Ihre Blätter stärken als Pulver, Kapseln oder Tee das Nervensystem, erhöhen die Stressresistenz, fördern Entspannung und guten Schlaf, ohne tagsüber müde zu machen. Jiaogulan wirkt ausgleichend auf Blutzucker, Blutdruck, Cholesterin und Kreislauf. Nicht auf nüchternen Magen einnehmen, nicht bei Einnahme von Blutverdünnern, nicht in der Schwangerschaft und Stillzeit.

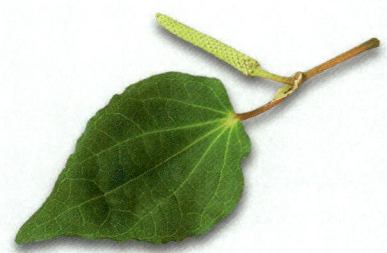

KAVA KAVA (PIPER METHYSTICUM)

Lange Zeit war der Wurzelextrakt aus dieser Südsee-Pflanze bei uns als bewährtes Heilmittel zugelassen und wurde vor allem bei Angst-, Spannungs- und Unruhezuständen sowie bei Depressionen erfolgreich eingesetzt. 2002 wurde die Zulassung vom zuständigen Bundesinstitut wegen angeblicher Leberschädigungen widerrufen, sodass Kava Kava heute nur noch homöopathisch erhältlich ist. Das Mittel wirkt entspannend und beruhigend.

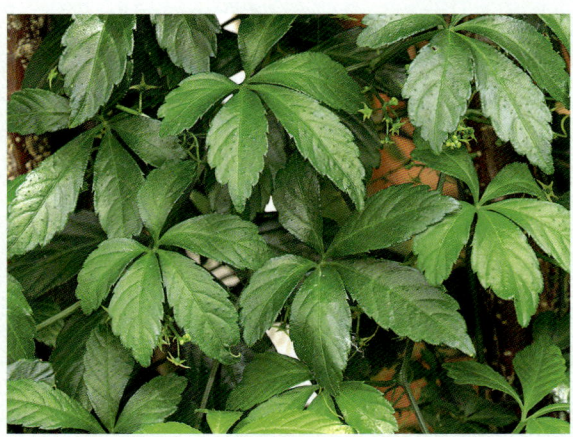

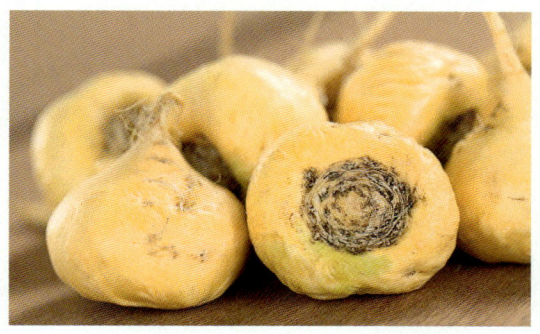

MACA (LEPIDIUM MEYENII)

Diese robuste Pflanze aus der Familie der Kreuzblütler trotzt im Hochland Perus Wind, Sonne und Kälte. Schon die Inkas nutzten die Wurzel als Aphrodisiakum, heute kommt sie in Pulverform zudem bei Depressionen, Konzentrationsstörungen, Leistungsminderung und Angstzuständen zum Einsatz.

SUMA (PFAFFIA PANICULATA)

Dieser Strauch aus der Familie der Fuchsschwanzgewächse stammt aus dem Amazonasgebiet. Die zu Pulver gemahlene Wurzel der Pflanze gilt in Südamerika als universelles Heilmittel. Sie wird unter anderem als allgemeines Stärkungsmittel, gegen Stress und Müdigkeit sowie bei sexuellen Störungen eingesetzt.

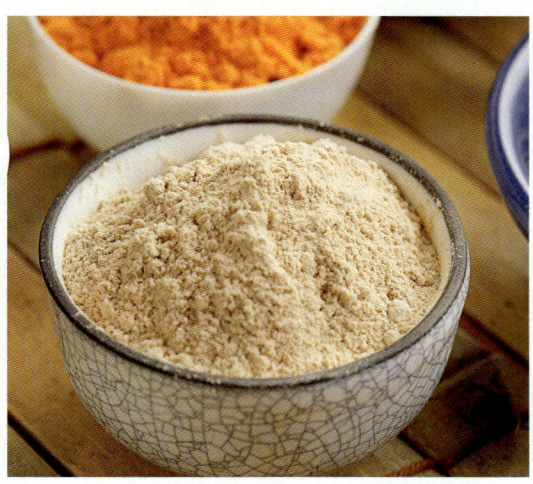

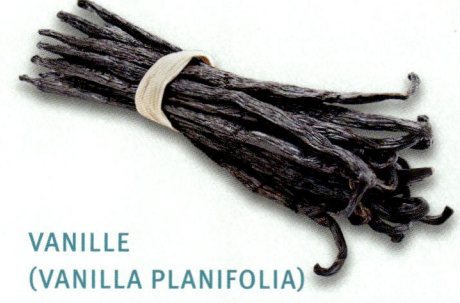

VANILLE (VANILLA PLANIFOLIA)

Die Vanille gehört zur Familie der Orchideen und stammt aus Mittelamerika. Ihre Kapselfrüchte (»Vanilleschoten«) sind ein beliebtes Gewürz. In der Heilkunde kommt Vanille vor allem als ätherisches Öl zum Einsatz. Ihren Duft verbinden wir mit Wärme, Entspannung und Omas Kuchen, er wirkt beruhigend und ausgleichend bei Frust und Ärger, unterstützt bei Schlafstörungen, depressiven Verstimmungen, Stress, Trauer, Ängsten und Burnout.

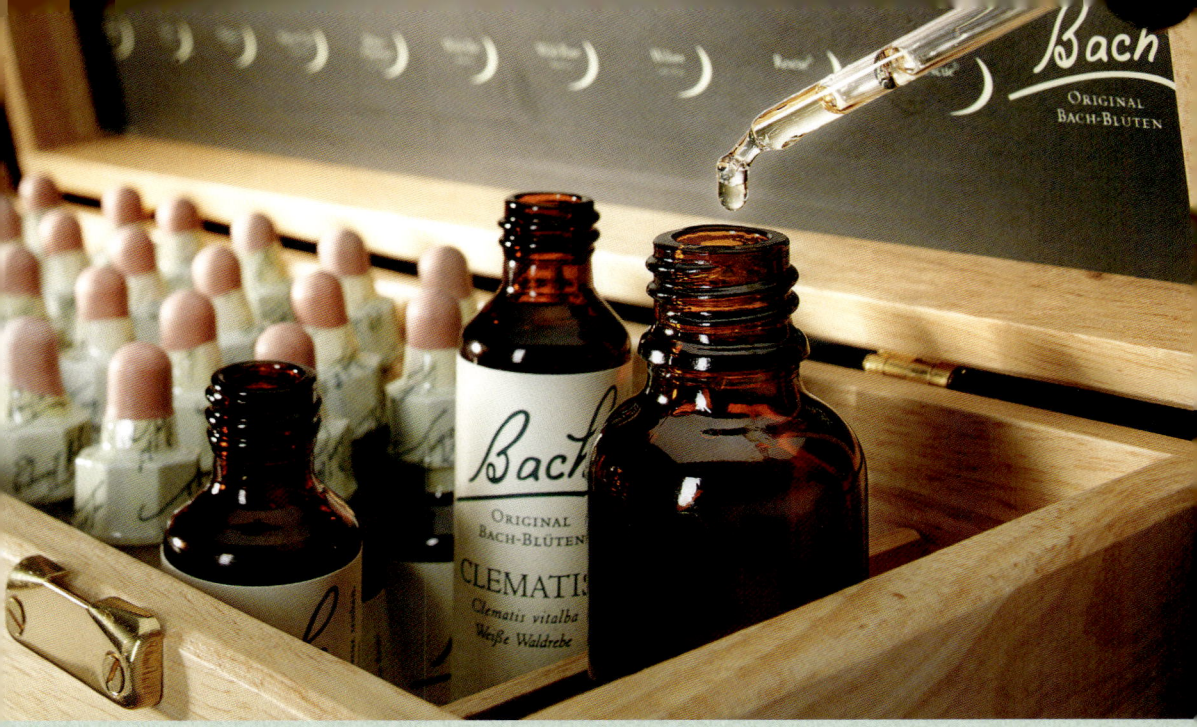

DIE BACH-BLÜTEN

Bach-Blüten sind pure Medizin für die Seele, und als solche waren sie auch von Anfang an gedacht. Der äußerst feinfühlige englische Arzt Dr. Edward Bach (1886–1936) suchte um 1930 nach einer Heilmethode, die wirksam den ganzen Menschen behandelte, einfach in der Handhabung und möglichst nebenwirkungsfrei war. Er fand sie schließlich in seinen 38 Essenzen. Bis heute haben seine Mittel nicht an Aktualität verloren. Die 37 Pflanzen sowie heilkräftiges Wasser verkörpern jeweils ein Persönlichkeitsprinzip, das in einem schonenden Vorgang von der Blüte beziehungsweise dem Wasser auf den alkoholischen Trägerstoff übergeht. Leider sind die Bach-Blüten in den vergangenen Jahren etwas »aus der Mode« geraten, aber ihre kraftvolle und dennoch sanfte Wirksamkeit brauchen wir in unserer unruhigen Zeit mehr denn je.

Auswahl und Einnahme

Dr. Bach war überzeugt, dass allen Erkrankungen eine seelische, spirituelle oder emotionale Ursache zugrunde liegt, oft lange bevor körperliche Symptome auftreten. Er teilte die grundlegenden Gemütszustände des Menschen in sieben Gruppen ein: Angst, Unsicherheit, Einsamkeit, Interesselosigkeit, mangelnde Abgrenzung, Sorge um andere, Mutlosigkeit. Seine 38 Blütenessenzen ordnete er gemäß ihrer Wirkung diesen Oberbegriffen zu. Hinzu kommt Nr. 39, die Notfalltropfen – eine Mischung aus fünf der Essenzen ▶ siehe Seite 81.

Bach-Blüten wirken umso besser, je genauer sie passen. Lesen Sie zuerst in Ruhe alle Beschreibungen durch, um jede Blüte kennenzulernen. Falls Sie bei Beschwerden andere Blüten als die ab Seite 91 vorgeschlagenen als passend empfinden, nehmen Sie diese ein. Werden Sie sich bei der Auswahl darüber klar, welches von einer Blüte verkörperte Problem jeweils am dringlichsten ist.

Die richtige Dosierung

Bach-Blüten bekommen Sie als Vorratsflaschen, sogenannte Stockbottles, in der Apotheke, Trägerstoff ist Alkohol. Daraus geben Sie in ein Pipettenfläschchen mit 10 Milliliter Wasser 1 Tropfen von jeder benötigten Blüte. Manche Apotheken stellen Ihnen solche Mischungen her, sodass Sie nicht die Stockbottle kaufen müssen. Lassen Sie sich dann gleich ein 30-Milliliter-Fläschchen mit 3 Tropfen je Blüte mischen. Nehmen Sie maximal 7 Blüten gleichzeitig, besser weniger, um die Wirkung nicht zu verfälschen.

Von Ihrer Mischung nehmen Sie 4-mal täglich 4 Tropfen zwischen den Mahlzeiten ein, die Sie direkt auf oder unter die Zunge träufeln. Behalten Sie die Tropfen eine Weile im Mund, da sich die Wirkung über die Mundschleimhaut am besten entfaltet!

Nehmen Sie die Blüten nicht zusammen mit anderen Mitteln ein. Lassen Sie zu Tinktur, Tee und anderem 1 bis 2 Stunden Abstand. Sollten Sie nach einigen Wochen spüren, dass eine Blüte / Mischung nicht mehr passt, weil sich Ihr Gefühlsleben gewandelt hat, wählen Sie die Blüte(n) neu. So kommen Sie der Wurzel Ihres Leids immer näher.

INFO

DR. EDWARD BACH

Unzufrieden mit der Schulmedizin, kehrte Bach ihr nach vielen Jahren als erfolgreicher Arzt den Rücken, zog von London nach Wales und fand dort seine Blütenmittel. Seine Patienten vergötterten ihn dafür, frühere Kollegen verlachten und verachteten ihn. Er starb 1936, kurz nachdem er die letzte Blüte gefunden hatte und sein Heilsystem als vollständig ansah.

Bach-Blüten-Steckbriefe

Die Steckbriefe der Bach-Blüten sind nach Alphabet geordnet und wie folgt aufgebaut:

Haupteinsatzgebiet: Hier wird jeweils kurz beschrieben, bei welchen Beschwerden die Bach-Blüte hilfreich sein kann.

Wirkung: Dieser Teil beschreibt die Wirkung der Pflanze auf der Seelenebene.

Abgrenzung: Hier finden Sie einige Abgrenzungshinweise zu anderen Bach-Blüten mit einem ähnlichen Thema.

Agrimony (Odermenning, Agrimonia eupatoria)

Haupteinsatzgebiet: Konfliktsituationen, in denen es Ihnen schwerfällt, zu Ihrer Meinung und Ihren Bedürfnissen zu stehen. Agrimony hilft, wenn Sie sich nicht trauen, Ihr wahres Gesicht zu zeigen und Ihre Interessen nach außen zu vertreten. Nach außen wird so getan, als wäre alles bestens, sonnig und witzig. Innerlich herrscht aber Chaos. Dieser Zustand kann manchmal auch zu einem Drogenproblem führen.

Wirkung: Agrimony hilft, zu sich selbst und zu den eigenen Gefühlen zu stehen und sich Konfliktsituationen zu stellen, anstatt gute Miene zum bösen Spiel zu machen. Die Bach-Blüte unterstützt Sie dabei, ehrlich zu sich und anderen zu sein. Sie verleiht Tiefe, hilft, aus der Oberflächlichkeit herauszukommen und nicht so viel zu verdrängen, das dann im Untergrund gärt und brodelt.

Abgrenzung: Oak macht trotz Erschöpfung immer weiter, Agrimony macht weiter, weil er nicht zeigen will, dass er nicht mehr kann. Centaury gibt nach, weil er sich nicht abgrenzen kann, Agrimony gibt nach, weil er dem Konflikt aus dem Weg gehen möchte. Cerato ist angepasst, weil er sich selbst nicht vertraut, Agrimony ist angepasst, weil er nicht möchte, dass jemand mitbekommt, wie es ihm wirklich geht.

Aspen (Espe, Zitterpappel, Populus tremula)

Haupteinsatzgebiet: Mangelnde Abgrenzung nach außen aufgrund einer sehr großen Feinfühligkeit und wenn Sie diffuse Ängste und düstere Vorahnungen haben, ohne die Gründe konkret benennen zu können. Auch bei Angst vor Gespenstern, die im Dunkeln lauern, und dunklen Mächten. Aspen kann auch bei unruhigem Schlaf und Schlafstörungen mit Albträumen helfen.

Wirkung: Aspen hilft, mutig, ruhig und zuversichtlich zu sein. Die Bach-Blüte macht sehr dünnhäutigen und empfindsamen Menschen außerdem bewusst, dass es ihre eigene hohe Sensibilität ist, die es ihnen so schwer macht, sich abzugrenzen – und dass meist keine reale Gefahr existiert.

Abgrenzung: Mimulus hat konkrete Angst, Rock Rose hat Panik, Red Chestnut hat Angst um andere und Cherry Plum hat Angst vor einer Kurzschlussreaktion. Aspen hat diffuse und unkonkrete Ängste.

Beech (Rotbuche, Fagus sylvatica)

Haupteinsatzgebiet: Kritiksucht, Übergenauigkeit, verletzender Zynismus und Vorurteile. Wenn Sie sich über die vermeintliche Dummheit der anderen aufregen, sich ihnen geistig überlegen fühlen und andere oftmals ohne Mitgefühl Ihre Arroganz und Härte spüren lassen, dann ist Beech eine der Blüten der Wahl.

Wirkung: Mit Beech fällt es uns leichter, auch unguten Situationen etwas Positives abzugewinnen. Die Bach-Blüte hilft uns, toleranter und mitfühlender vor allem anderen Menschen gegenüber zu sein. Sie unterstützt uns überdies dabei, auch unsere eigenen Unzulänglichkeiten zu erkennen, sie zu akzeptieren und damit umgehen zu lernen, dass wir auch nicht perfekt sind.

Abgrenzung: Vine strebt nach Dominanz und Vervain ist intolerant aus Überzeugung. Beech ist aus mangelndem Einfühlungsvermögen intolerant.

Centaury (Tausendgüldenkraut, Centaurium umbellatum)

Haupteinsatzgebiet: Schwierigkeiten, sich abzugrenzen, Gefahr, ausgenutzt zu werden. Centaury-Menschen sind oft längst am Limit ihrer Kräfte angekommen, sie trauen sich aber immer noch nicht, bei einer weiteren zugeteilten Aufgabe oder einer weiteren Bitte um Hilfe endlich Nein zu sagen und endlich einmal den eigenen Bedürfnissen und Wünschen zu folgen.

Wirkung: Centaury hilft beim Neinsagen. Auf diese Weise unterstützt die Blüte Sie dabei, genau zu schauen, wann etwas zu viel für Sie ist. Die Bach-Blüte hilft, Ihre eigene Persönlichkeit zu stärken und sich nicht ausbeuten zu lassen. Centaury unterstützt Sie dabei, für andere da zu sein, ohne sich selbst dabei zu verlieren.

Abgrenzung: Larch fällt es schwer, sich abzugrenzen, weil er unter einem zu geringen Selbstvertrauen leidet, Clematis schafft es nicht, weil er sich in eine Traumwelt flüchtet, Agrimony scheut eher den Konflikt und gibt deshalb schnell nach. Centaury kann sich schlecht gegen andere durchsetzen, deshalb fällt ihm die Abgrenzung schwer.

Das Wort Nein kann so gut tun! Centaury steht Ihnen beim Neinsagen zur Seite.

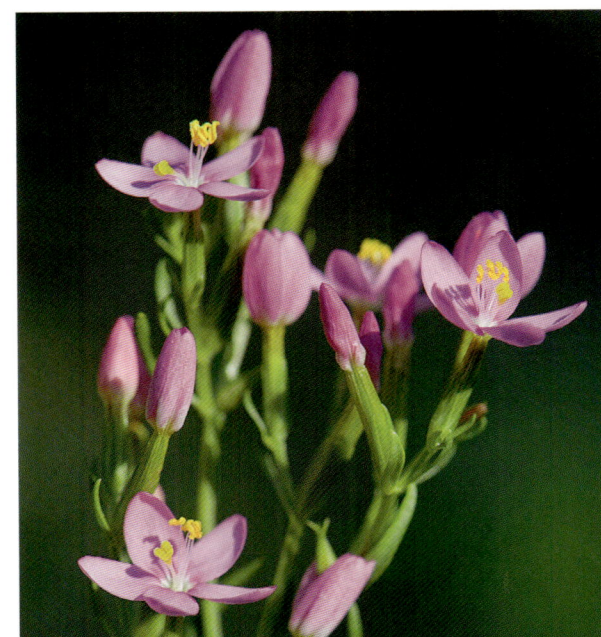

Cerato (Bleiwurz, Ceratostigma willmottiana)

Haupteinsatzgebiet: Cerato kommt zum Einsatz, wenn Sie Angst haben, Fehler zu machen oder Fehlentscheidungen zu treffen. Cerato-Menschen trauen ihrer eigenen Urteilsfähigkeit nicht so recht. Stattdessen neigen sie dazu, ihre Entscheidungen von anderen bestätigen zu lassen. Eher folgen sie dann dem Ratschlag der anderen, als ihrer eigenen Intuition zu vertrauen.

Wirkung: Die Bach-Blüte Cerato hilft Ihnen dabei, sich nicht durch andere von Ihrer einmal gefassten Meinung abbringen zu lassen, sie bringt Sicherheit und Selbstvertrauen in die eigene innere Wahrheit, die sich dann umso klarer zeigen kann.

Abgrenzung: Scleranthus kann sich nicht zwischen genau zwei Dingen entscheiden, Larch mangelt es an Selbstwertgefühl für eigene Entscheidungen, Walnut traut sich keine Entscheidungen zu, weil er an einer Weggabelung steht und die Richtung noch nicht kennt. Cerato dagegen kennt im Grunde seines Herzens sehr wohl die Antwort auf seine Frage, traut seiner Intuition aber nicht.

Cherry Plum (Kirschpflaume, Prunus cerasifera)

Haupteinsatzgebiet: Cherry Plum hilft dabei, zu den eigenen Gefühlen zu stehen und sich mit ihnen nicht zu verstecken. Die Blüte unterstützt uns, wenn wir Angst haben, wir könnten aus angestauten Gefühlen heraus etwas tun, das wir danach bereuen. Die Blüte ist Bestandteil der Notfalltropfen.

Wirkung: Cherry Plum harmonisiert das Gefühlsleben, wenn es dort einmal hoch hergeht. Die Blüte lässt Sie ruhiger und gelassener werden, und die Angst, dass Sie die Kontrolle über das vermeintliche Gefühlschaos verlieren könnten, nimmt ab.

Abgrenzung: Impatiens steht aufgrund seiner Ungeduld unter Druck, Holly entlädt sich aggressiv und weiß das auch, Agrimony tut so, als sei alles in Ordnung, und versteckt sich hinter einer gut gelaunten Maske. Cherry Plum ist dagegen selbst überrascht von der Intensität seiner Gefühle. Wenn sie sich entladen, geschieht das meist eher unwillkürlich und entsprechend unbeherrscht.

Chestnut Bud (Rosskastanie, Aesculus hippocastanum)

Haupteinsatzgebiet: Wenn wir Fehler des Öfteren mehrmals begehen, statt daraus zu lernen, ist Chestnut Bud die Blüte der Wahl. Das gilt für alltägliche Dinge wie immer gleiche Fehlkäufe von Kleidung oder ständiges Zuspätkommen bis hin zu größeren »Fehlgriffen«, etwa wenn man immer einen ähnlichen Typ Partner wählt, der aber einfach nicht zu einem passt.

Wirkung: Aus eigenen Fehlern zu lernen ist eine Kunst und eine wichtige Fähigkeit, die von Chestnut Bud unterstützt wird. Diese Bach-Blüte hilft Ihnen, in Ruhe das Geschehene zu reflektieren, sich zu konzentrieren und geistig achtsam und wachsam zu sein. Chestnut Bud unterstützt Sie dabei, Vergangenes einmal wirklich anzuschauen, auch wenn es unangenehm ist, die passenden Schlüsse daraus zu ziehen und daraus zu lernen. Auf diese Weise kann die Blüte Sie wunderbar dabei unterstützen, in Ihrer persönlichen Entwicklung voranzuschreiten.

Abgrenzung: Wild Oat stagniert, weil er sein Ziel nicht kennt, Clematis ist unkonzentriert, weil er mit seinen Tagträumen beschäftigt ist, Impatiens ist einfach ungeduldig und es fehlt deshalb an Konzentration. Chestnut Bud ist dagegen unkonzentriert, weil er sich nicht die Zeit nimmt, aus seinen Fehlern zu lernen, und stattdessen vorzeitig einen Schritt weitergeht.

Chicory (Wegwarte, Cichorium intybus)

Haupteinsatzgebiet: Menschen, die immer genau zu wissen glauben, was für andere gut ist, die sich in das Leben anderer einmischen und helfen, auch wenn es vielleicht gar nicht erwünscht ist, brauchen diese Bach-Blüte. Im Chicory-Zustand befinden sich oft Eltern, die nicht aufhören können, ihre erwachsen gewordenen Kinder gegen deren Willen zu »betüdeln« und sie besorgt zu umkreisen.

Wirkung: Mit Chicory ist es möglich, die wahre Liebe in sich selbst zu finden. Eine Liebe, die aus sich selbst heraus fließt, kein Danke erwartet, nichts vorschreibt und de-

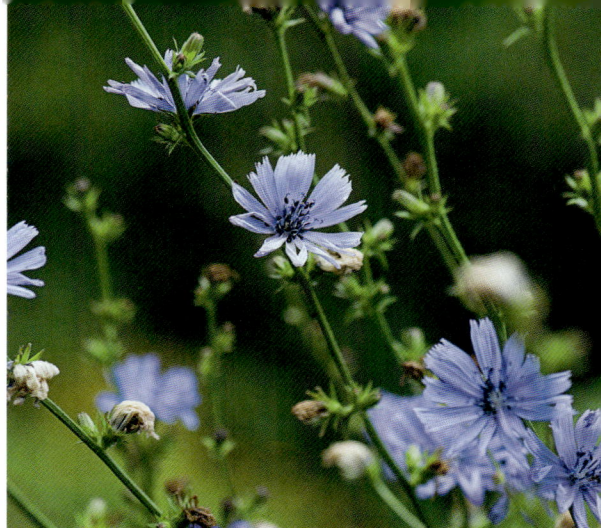

Chicory hilft dabei, andere loszulassen und wahre Liebe in sich zu finden.

ren Zweck es ist, anderen selbstlos zu geben und ihnen zu dienen. Chicory kann Sie dabei unterstützen, aus der übertriebenen Fürsorge herauszufinden und zu erkennen, dass jeder Mensch seinem eigenen Lebensplan folgt. Die Blüte unterstützt Sie dabei, die Erwartungen an Ihre Familie und Freunde etwas zu dämpfen, und hilft, die Menschen, die Sie lieben, loszulassen statt sie mit Fürsorge einzuengen. Auch Sie selbst werden dadurch freier und glücklicher.

Abgrenzung: Willow empfindet sich aufgrund von mangelnder Selbstverantwortung als Opfer, Chicory dagegen findet, die anderen seien undankbar. Vervain missioniert selbstlos, Red Chestnut sorgt sich um andere Menschen, aber Chicory kümmert sich vor allem deshalb um andere, weil er im Grunde eine Gegenleistung erwartet.

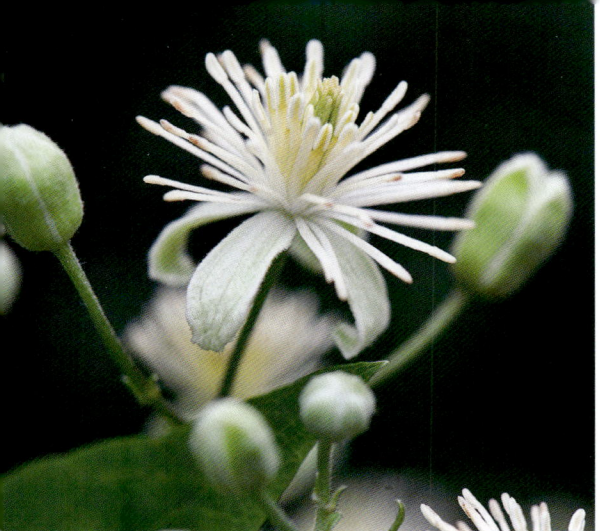

Clematis lockt Sie aus dem Dornröschenschlaf ins Hier und Jetzt.

Clematis (Waldrebe, Clematis vitalba)

Haupteinsatzgebiet: Clematis-Menschen fliehen aus der Gegenwart in eine Traumwelt, sie sind oft unzuverlässig und zerstreut. Auch bei genügend Schlaf sind sie nie richtig wach. Sie haben keine Lust, sich um ihre Gesundheit zu kümmern, stehen dem Leben allgemein eher gleichgültig gegenüber. Clematis ist Bestandteil der Notfalltropfen.
Wirkung: Clematis hilft, die Schönheit in der Gegenwart zu erkennen, aktiv am Geschehen teilzunehmen, wacher und aufmerksamer für sich und andere zu sein.
Abgrenzung: Honeysuckle flieht in die Vergangenheit, Mustard ist abwesend und dabei schwermütig, Sweet Chestnut schaut nicht in die Realität wegen Todessehnsucht. Clematis flüchtet sich in eine Fantasiewelt.

Crab Apple (Holzapfel, Malus pumila)

Haupteinsatzgebiet: Wer sehr penibel und vielleicht auch sehr sensibel ist und das Gefühl hat, verunreinigt zu sein, wer Angst davor hat, Schmutz (auch energetischen) aufzunehmen, braucht Crab Apple. Auch wer ein gestörtes Verhältnis zum eigenen Körper / zu Sexualität hat, dem hilft diese Blüte.
Wirkung: Crab Apple ist die Blüte der inneren und äußeren Reinigung und Ordnung. Sie hilft Ihnen, das Ganze zu sehen und sich nicht im Detail zu verlieren. Auch unterstützt sie Sie dabei, mit (Un-)Ordnung und (Un-)Reinheit etwas gelassener umzugehen.
Abgrenzung: Rock Water ist aufgrund hoher Selbstdisziplin pedantisch bei der Sauberkeit, Pine fühlt sich schuldig an Unsauberkeit. Crab Apple fühlt sich dagegen nicht schuldig, sondern ekelt sich vor sich selbst und der Unsauberkeit.

Elm (Ulme, Ulmus procera)

Haupteinsatzgebiet: Elm hilft denjenigen, die vor Herausforderungen oder Projekten oder vor einer Prüfung stehen und sich überfordert fühlen.
Wirkung: Elm hilft Ihnen, die Ruhe zu bewahren, die vorhandenen Kräfte sinnvoll für bevorstehende Aufgaben einzuteilen und verantwortungsvoll mit sich (und gegebenenfalls Ihren Mitarbeitern) umzugehen. Die Bach-Blüte unterstützt Sie dabei, auf sich selbst und auf Ihr Können zu vertrauen.

Abgrenzung: Olive ist komplett geistig und körperlich überlastet, Hornbeam fühlt sich vor allem morgens den Aufgaben des Tages nicht gewachsen, doch Elm fühlt sich in einer konkreten Situation überlastet. Larch hat grundsätzlich ein schwaches Selbstwertgefühl, Elm hat nur im Bezug auf die konkrete Aufgabe Zweifel, es zu schaffen.

Gentian (Bitterer Enzian, Gentiana amarella)

Haupteinsatzgebiet: Gentian passt zu Menschen, die schnell entmutigt sind, an nichts mehr glauben können, alles hinterfragen und schnell die Hoffnung verlieren.

Wirkung: Die Blüte hilft Ihnen, wieder Optimismus und Zuversicht zu entwickeln, gibt Mut, noch einmal Neues zu probieren, und lässt Sie auch erkennen, was hilfreich und dienlich am Erlebten war. Gentian unterstützt Sie dabei, in einer schwierigen Situation zuversichtlich zu bleiben, durchzuhalten, entschlossen und unbeirrt die Herausforderung anzunehmen. Gleichzeitig hilft diese Blüte, ohne Groll zu erkennen, wenn etwas ganz falsch im Leben läuft, und ermutigt Sie, einen neuen Weg einzuschlagen.

Abgrenzung: Mustard hat keinen konkreten Grund für seine Mutlosigkeit, Gorse ist in einer bestimmten Situation entmutigt, Sweet Chestnut ist akut verzweifelt. Gentian kennt die Ursache, ist eher grundsätzlich pessimistisch und mutlos, geht meist vom Schlimmsten aus, um nicht enttäuscht zu werden.

Gorse (Stechginster, Ulex europaeus)

Haupteinsatzgebiet: Gorse hilft Menschen, die innerlich aufgegeben haben, wie bei Therapierückschlägen, chronischen Erkrankungen und tiefer Hoffnungslosigkeit. Gorse ist wie ein gesteigerter Gentian-Zustand.

Wirkung: Die Blüte gibt neue Hoffnung. Sie hilft, optimistisch zu sein und Ja zum Leben zu sagen, auch wenn es gerade schwierig ist. Gorse ermutigt Sie, auch in schwierigen Lebenslagen eine Chance für sich zu sehen und Ihr Schicksal noch einmal ganz in die eigenen Hände zu nehmen.

Abgrenzung: Elm resigniert zeitweise und auf eine bestimmte Situation bezogen, Sweet Chestnut ist akut verzweifelt, Gentian ist eher grundsätzlich mutlos. Gorse dagegen glaubt gar nicht mehr an eine Besserung.

Verzweifelte finden mit den Heilimpulsen von Gorse neue Zuversicht.

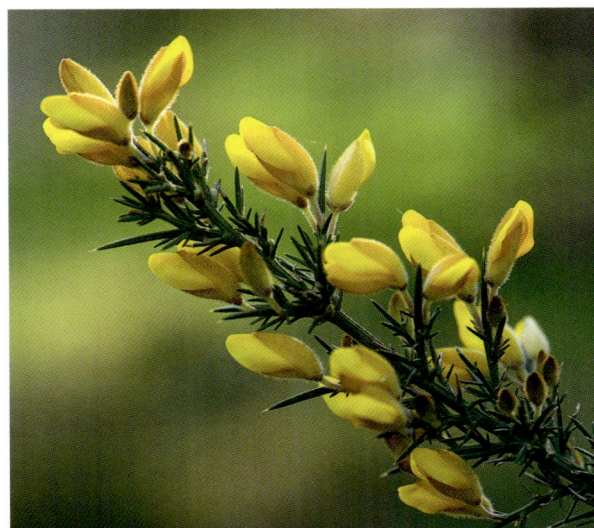

Heather (Heidekraut, Calluna vulgaris)

Haupteinsatzgebiet: Heather-Menschen überschreiten immer wieder die Grenzen anderer und brauchen sehr die Aufmerksamkeit und Energie einer Gemeinschaft, um sich selbst zu spüren. Sie sind nicht gern allein, stellen sich immer wieder in den Mittelpunkt und bemerken oft nicht, dass andere sich deshalb von ihnen zurückziehen.

Wirkung: Heather unterstützt das Zuhörenkönnen. Die Blüte hilft, Nähe und Distanz zu kreieren und aushalten zu können. Sie bringt tiefe Klarheit und Ruhe, aus der heraus man ein geliebter und nicht nur gelittener Teil einer Gemeinschaft werden kann.

Honeysuckle weckt bei Nostalgie und Wehmut wieder Lust an der Gegenwart.

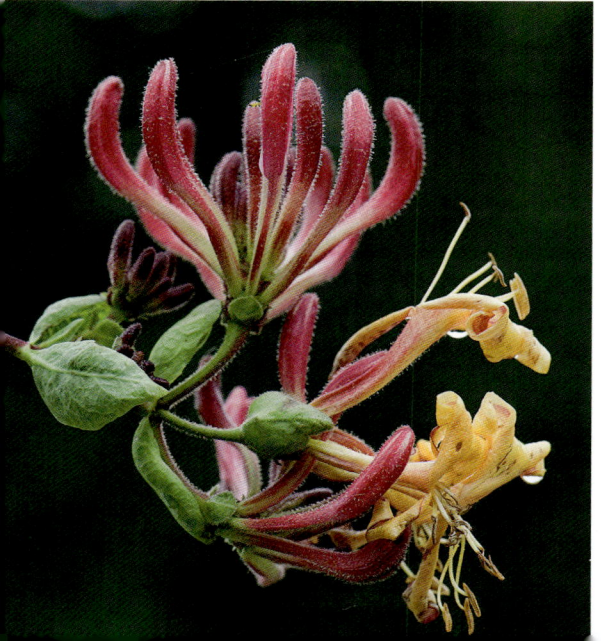

Abgrenzung: White Chestnuts Gedanken kreisen immer um das gleiche Problem, Heathers Gedanken kreisen um sich selbst. Chestnut Bud hört nicht zu, weil er schon einen Schritt weiter ist, Heather hört nicht zu, weil er mit sich selbst beschäftigt ist.

Holly (Stechpalme, Ilex aquifolium)

Haupteinsatzgebiet: Edward Bach schreibt über diese Blüte: »Holly schützt uns vor allem, was nicht Liebe ist.« Dazu gehören Eifersucht, Neid, Hass, Aggressionen, Rachegefühle, Schadenfreude und so weiter.

Wirkung: Holly hilft, vermeintlich ungute Gefühle in sich anzuerkennen und sich ihnen zu stellen, sich wieder über andere und ihre Erfolge zu freuen und weniger gereizt zu reagieren. Die Blüte schenkt innere Harmonie und Gelassenheit.

Abgrenzung: Die Wut von Beech entsteht durch Intoleranz, die von Vervain durch Frust, die von Holly aber durch Neid, Hass, Eifersucht und andere aggressive Gefühle.

Honeysuckle (Geißblatt, Lonicera caprifolium)

Haupteinsatzgebiet: Wer in der Vergangenheit festhängt, verpassten Chancen nachtrauert oder über eine Trennung nicht hinwegkommen kann, braucht Honeysuckle. Typisch ist der Spruch »Früher war alles besser«, ebenso können Honeysuckle-Typen ihr Älterwerden nur schwer akzeptieren.

Wirkung: Die Bach-Blüte hilft Ihnen, Ihr Augenmerk wieder auf die Gegenwart zu richten, ins Hier und Jetzt zu kommen, Veränderungen zuzulassen und Schritte ins Neue zu wagen. Sie lernen, die Vergangenheit ruhen zu lassen und wieder Bewegung in das eigene Leben zu bringen.

Abgrenzung: Clematis flüchtet in die Zukunft, Wild Rose ist antriebslos, weil er innerlich kapituliert hat, Wild Oat kennt sein Ziel nicht. Honeysuckle jedoch flieht gedanklich in die Vergangenheit, ist deshalb antriebslos und findet seine Ziele nicht.

Hornbeam (Hainbuche, Carpinus betulus)

Haupteinsatzgebiet: Die Blüte Hornbeam braucht, wer bereits morgens früh das Gefühl hat, den Anforderungen des Tages nicht gewachsen zu sein, und das Leben als Mischung aus Fremdbestimmung, Kompromissen und Erschöpfung empfindet. Die Freude am Leben ist abhanden gekommen.

Wirkung: Die Bach-Blüte unterstützt Sie dabei, wieder in die Klarheit und Kraft zu kommen, dem leisen Flüstern Ihrer Seele zu folgen und sich wieder über das Leben und jeden neuen Tag zu freuen. Wenn im Alltag Stress überhand nimmt, hilft Hornbeam, Zeit für Kreativität und Leichtigkeit zu finden, wieder mit der eigenen Seele und ihren Wünschen in Berührung zu kommen.

Abgrenzung: Larch mangelt es allgemein an Selbstvertrauen, Hornbeam vor allem morgens. Olive ist wegen großer Anstrengungen erschöpft, Oak ist erschöpft, kämpft aber immer weiter. Elm ist wegen einer Aufgabe erschöpft, Hornbeam ist es vor allem morgens, bei Gedanken an den Alltag und aus mangelnder Abwechslung.

Impatiens (Drüsentragendes Springkraut, Impatiens glandulifera)

Haupteinsatzgebiet: Ungeduldig und leicht genervt über die vermeintliche Langsamkeit anderer, rennen Impatiens-Menschen durch ihr Leben und nehmen sich kaum Zeit zum Innehalten. Sie haben eine schnelle Auffassungsgabe, erledigen Aufgaben im Eiltempo und erwarten dies auch von anderen. Impatiens ist Bestandteil der Notfalltropfen.

Wirkung: Impatiens bringt Sie wieder in Ihre Ruhe und Kraft und hilft, mitfühlend und diplomatisch andere Menschen so zu nehmen, wie sie sind. Sie können dann besser akeptieren, dass jeder Mensch sein eigenes Tempo, seinen eigenen Rhythmus hat und dass jeder Mensch auf seine Weise seine Lebensaufgabe zu erfüllen versucht.

Abgrenzung: Water Violet arbeitet vorzugsweise allein, weil er gerne mit sich allein ist, Impatiens ist dagegen zu ungeduldig, um mit anderen zu arbeiten. Agrimony wirkt oberflächlich, weil er sein wahres Gesicht, seine echten Gefühle nicht zeigen will, Impatiens ist eher aufgrund von Ungeduld und Eile oberflächlich.

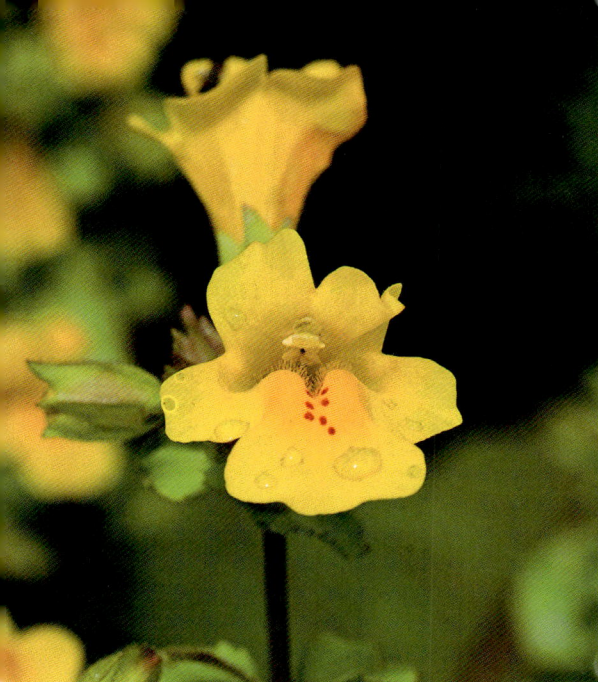

Mimulus nimmt den Ängsten ihren Stachel und ihre Düsterkeit.

Larch (Lärche, Larix decidua)

Haupteinsatzgebiet: Larch ist die Blüte für Menschen, die nicht mehr an sich und ihre Fähigkeiten glauben, die überzeugt sind, den Aufgaben nicht gewachsen zu sein, und immer finden, die anderen könnten doch alles viel besser als sie selbst. Menschen, die diese Bach-Blüte brauchen, neigen dazu, schon im Vorfeld von einem Fehlschlag auszugehen. Sie können sich einfach nicht vorstellen, dass ihr Vorhaben gelingen wird – und deshalb lassen sie eine Chance nach der anderen aufgrund von Schüchternheit, Minderwertigkeitsgefühlen und Selbstzweifeln an sich vorbeiziehen.

Wirkung: Die Blüte Larch hilft Ihnen, Ihre eigenen Begabungen zu erkennen und die eigenen Fehler zu akzeptieren, sie aber auch nicht größer zu machen, als sie sind. Larch lässt Sie Ihre selbst auferlegten Grenzen überwinden, schenkt Ihnen mehr Selbstvertrauen und Selbstbewusstsein.

Abgrenzung: Gorse ist mutlos, Larch traut sich eine Aufgabe nicht zu. Cerato traut seinen Entscheidungen und seiner Intuition nicht, Larch traut seinen Fähigkeiten nicht.

Mimulus (Gefleckte Gauklerblume, Mimulus guttatus)

Haupteinsatzgebiet: Mimulus ist die Bach-Blüte bei Angst vor etwas Konkretem wie beispielsweise Spinnen, Lärm, Höhen oder Gewitter, bei genereller Ängstlichkeit und Schüchternheit und wenn einem das Leben oft zu viel und zu laut ist.

Wirkung: Mimulus hilft Ihnen, sich mit mehr Mut und Gelassenheit den Herausforderungen im Leben zu stellen und Vertrauen zu entwickeln. Gleichzeitig lässt es Sie die eigene Sensibilität als etwas Wertvolles anerkennen, sich mit gutem Gewissen Rückzugsmöglichkeiten erschaffen und sie auch zu nutzen. Mithilfe dieser Blüte können Sie realistisch auf die eigenen Ängste schauen, ohne ihnen zu viel Energie zu geben.

Abgrenzung: Aspens Angst ist unspezifisch, Rock Rose ist panisch, Red Chestnut hat Angst um geliebte Menschen, Mimulus dagegen hat Angst vor konkreten Situationen.

Mustard (Ackersenf, Sinapis arvensis)

Haupteinsatzgebiet: Depressive Verstimmungen, die grundlos kommen. Mustard hilft, wenn ein Mensch ohne erkennbaren, konkreten Anlass durch ein Tal von Trauer und Dunkelheit gehen muss.

Wirkung: Mustard bringt Freude und Leichtigkeit zurück, hilft Ihnen, dunkle Phasen unbeschadet zu durchleben und daran zu wachsen. Mit Mustard gelingt es Ihnen, Ihre Energie nicht *gegen* einen inneren Zustand zu richten, sondern sich wieder *für* etwas zu entscheiden. So können Sie den Höhen wie den Tiefen des Lebens gelassen begegnen.

Abgrenzung: Sweet Chestnut spricht mit anderen über seine Verzweiflung, Mustard schweigt. Gentian kennt den Grund seines Zustandes, Mustard wird davon überrascht.

Oak (Eiche, Quercus robur)

Haupteinsatzgebiet: Wer Oak braucht, der hat vergessen, innezuhalten und Kraft zu schöpfen. Oak-Menschen sind sehr kämpferisch, mutig, belastbar und ausdauernd, vergessen dabei aber Freude und Leichtigkeit völlig. Oak ist die Bach-Blüte für den erschöpften Kämpfer, der niemals aufgibt.

Wirkung: Mit Oak kann sich Sturheit auflösen. Sie erkennen und akzeptieren, bei allem Durchhaltevermögen, die Grenzen Ihrer eigenen Kraft. Die Bach-Blüte unterstützt Sie dabei, um Hilfe zu bitten, wenn Ihnen eine Aufgabe über den Kopf wächst.

Abgrenzung: Elm ist nur vorübergehend erschöpft, Olive durch starke Beanspruchung, Oak ist dagegen aus Pflichtbewusstsein und Verantwortung erschöpft. Centaury missachtet seine Grenzen, weil er es nicht wagt, Nein zu sagen, Oak dagegen nimmt seine Grenzen gar nicht wahr.

Olive (Olive, Olea europaea)

Haupteinsatzgebiet: Erschöpfung, etwa nach großer Anstrengung oder Krankheit. Olive hilft Menschen, die sich ausgelaugt, erschöpft, überanstrengt, gestresst fühlen.

Wirkung: Olive unterstützt Sie beim Regenerieren und zeigt Ihnen Wege, Ihre Kräfte besser einzuteilen und sinnvoll mit ihnen zu haushalten. Die Blüte stärkt und bringt neues Zutrauen in die eigene Leistungsfähigkeit, sie verhilft zu Freude und Vitalität.

Abgrenzung: Hornbeam ist morgens erschöpft, Elm fühlt sich bei einer Aufgabe überfordert und Wild Rose ist apathisch. Olive ist auf allen Ebenen erschöpft.

> ## Was wir als falsch oder böse bezeichnen, ist in Wirklichkeit etwas Gutes am falschen Platz.
>
> DR. EDWARD BACH

Pine (Schottische Kiefer, Pinus sylvestris)

Haupteinsatzgebiet: Pine-Menschen machen sich ständig Selbstvorwürfe. Wenn etwas schiefgeht, meinen sie sofort, sie seien schuld, oft sogar, wenn offensichtlich andere die Verursacher sind. Sie sind nie mit ihren Werken zufrieden, weil sie meinen, sie hätten es besser machen können oder müssen. Nach Zusammensein mit anderen grübeln sie oft, ob ihr Verhalten in Ordnung war.

Wirkung: Pine hilft Ihnen, auf den eigenen Teil der Verantwortung zu schauen – und auch den Teil der anderen zu erkennen. Die Blüte unterstützt Sie dabei, zufriedener mit sich und Ihren Leistungen zu sein.

Abgrenzung: Oak ist erschöpft, weil er nicht auf sich und seinen Körper achtet, Pine weil er sich schuldig fühlt, wenn er Pause macht. Larch fühlt sich mangels Selbstvertrauen minderwertig, Pine weil er findet, er habe etwas nicht gut genug gemacht.

Red Chestnut (Rote Kastanie, Aesculus carnea)

Haupteinsatzgebiet: Der Red-Chestnut-Typ überschüttet Menschen, die er liebt, mit seinen übergroßen Sorgen um ihr Wohlergehen. Es fällt ihm schwer, die anderen Menschen ihren eigenen Weg gehen zu lassen, und er möchte ihnen gerne seine eigenen schlimmen Erfahrungen ersparen. Seine Sorgen betreffen dabei ausschließlich andere Menschen, nie ihn selbst.

Wirkung: Red Chestnut hilft Ihnen, Ihre große Nächstenliebe zu leben, ohne die anderen zu fest an sich zu binden. So können Sie den Menschen, die Sie lieben, ihre Freiheit zugestehen und ihr Schicksal achten. Red Chestnut unterstützt auch Menschen in helfenden Berufen, wenn das Wohl der Klienten über das eigene gestellt wird.

Abgrenzung: Chicory erwartet Dankbarkeit, Mimulus sorgt sich ängstlich um sich selbst. Red Chestnut dagegen vergisst sich selbst, hat Angst um andere, erwartet keinen Dank.

Rock Rose (Gelbes Sonnenröschen, Helianthemum nummularium)

Haupteinsatzgebiet: Unfälle, Katastrophen, plötzliche Erkrankungen, große Angst, Gewalterfahrungen. Rock Rose ist Bestandteil der Notfalltropfen.

Wirkung: Rock Rose hilft bei Hysterie und Panik und unterstützt Sie, wenn Sie die innere Distanz und Übersicht in einer Situation verloren haben. Sie werden ruhiger, geistesgegenwärtig, gelassener und bewahren in Krisensituationen einen klaren Kopf.

Abgrenzung: Cherry Plum wird panisch aus Angst, die Kontrolle zu verlieren, Mimulus hat Angst vor konkreten Dingen, Aspen hat chronische Angst vor diffusen Dingen und Rock Rose hat Panik in einer bestimmten und akuten Situation. Das Trauma von Star of Bethlehem liegt in der Vergangenheit, das von Rock Rose in der Gegenwart.

Rock Water (Wasser heilkräftiger Quellen)

Haupteinsatzgebiet: Wenn Perfektionismus, übergroße Disziplin und Entsagungen zu einer Erstarrung des Lebens führen, wenn selbst gewählte, allzu feste Strukturen das Leben erschweren und den Lebensfluss bremsen, ist Rock Water die Blüte der Wahl. Oft bekommen diese Menschen vor lauter Arbeiten zu wenig Schlaf, »vergessen«, auf gesunde Mahlzeiten zu achten, und planen viel zu wenig Zeit für Selbstfürsorge, Liebe und Seelenzeit ein.

Wirkung: Mit Rock Water schaffen Sie es, wieder in eine Leichtigkeit und Lebendigkeit zu kommen und die eigenen Bedürfnisse besser zu erkennen und zu berücksichtigen. Die Bach-Blüte unterstützt Sie dabei, sich geistig zu öffnen, neue Wege zu gehen und etwas lockerer mit den eigenen Grundsätzen und Wertvorstellungen umzugehen.

Abgrenzung: Vine fordert viel von anderen, Vervain fordert viel von sich, aber zum Wohle eines meist sozialen Projektes, Rock Water dagegen fordert viel Leistung und große Disziplin von sich selbst.

Scleranthus (Einjähriger Knäuel, Scleranthus annuus)

Haupteinsatzgebiet: Scleranthus passt bei der Schwierigkeit, sich zwischen zwei Möglichkeiten zu entscheiden und wenn es schwerfällt, sich auf eine Sache im Leben zu konzentrieren oder einen Schwerpunkt im Leben zu setzen. Scleranthus-Menschen ist ihre Autonomie sehr wichtig, deshalb entscheiden sie immer allein, ohne sich mit anderen über ihr Problem auszutauschen.

Wirkung: Scleranthus unterstützt Sie bei einem Mangel an innerer Ausgeglichenheit. Die Bach-Blüte hilft, zielgerichtet und klarer zu sein, und nimmt die Angst vor vermeintlichen falschen Entscheidungen. Sie hilft auch bei Stimmungsschwankungen.

Abgrenzung: Cerato misstraut seiner Intuition und spricht mit anderen über sein Dilemma und Impatiens ist sprunghaft und ungeduldig, hat aber ein Ziel vor Augen. Wild Oat kennt sein Ziel nicht. Scleranthus dagegen spricht nicht mit anderen, hat Angst vor einer »falschen« Wahl und kann sich deshalb nicht für ein Ziel entscheiden.

Scleranthus lindert die Angst vor falschen Entscheidungen und macht handlungsfähig.

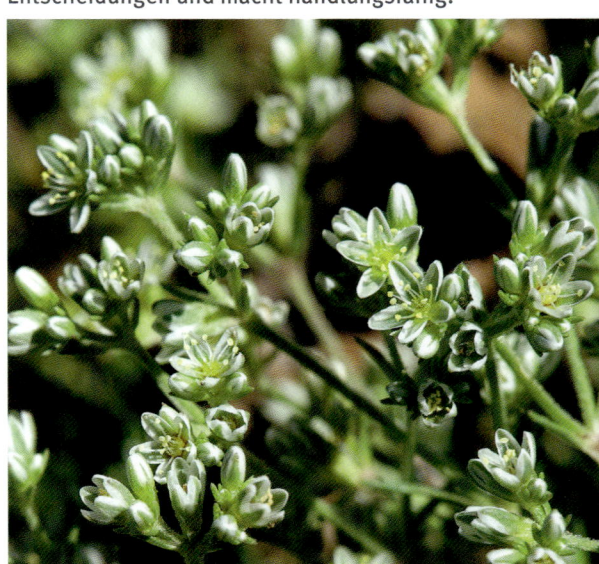

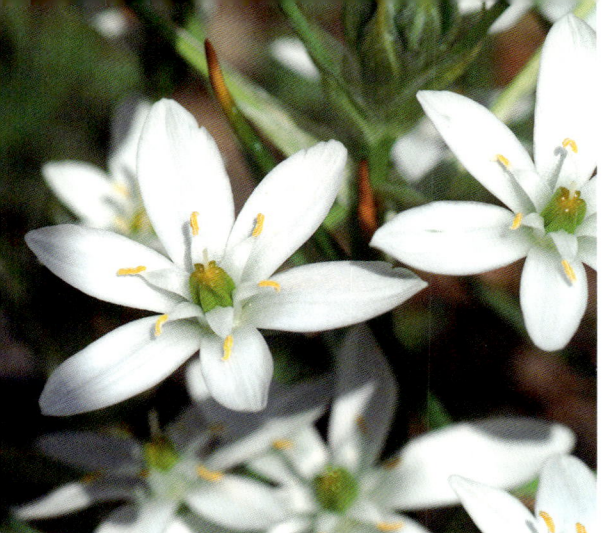

Star of Bethlehem zeigt den Weg aus der Schockstarre und zurück ins Leben.

Star of Bethlehem (Doldiger Milchstern, Ornithogalum umbellatum)

Haupteinsatzgebiet: Star of Bethlehem kommt bei körperlichen und seelischen Schocks zum Einsatz, auch wenn sie bereits längere Zeit zurückliegen. Typisch ist, dass der Betroffene eher unbeteiligt und unberührt wirkt, wenn das Gespräch auf seine belastenden Erlebnisse kommt. Wer Star of Bethlehem braucht, kann kaum Trost annehmen, ist innerlich wie versteinert. Die Bach-Blüte wird auch bei unerklärlichen Therapieblockaden eingesetzt und ist Bestandteil der Notfalltropfen.

Wirkung: Die Blüte steht Ihnen dabei zur Seite, schlimme Erlebnisse zu verarbeiten, sich dem Trauma mutig zu stellen und es nicht zu verdrängen, auch wenn es schon lange zurückliegt. Die Blüte bringt innere Stabilität und hilft Ihnen, Ihre Kraftressourcen besser auszuschöpfen und Ihre Lebensenergie wieder voll zu nutzen, statt »neben sich zu stehen«.

Abgrenzung: Rock Rose hat Panik, Wild Rose ist apathisch, Sweet Chestnut ist verzweifelt und Mustard ist grundlos niedergeschlagen. Star of Bethlehem dagegen steht unter Schock.

Sweet Chestnut (Edelkastanie, Castanea sativa)

Haupteinsatzgebiet: Wer verzweifelt ist, die Hoffnung aufgegeben hat, sich leer fühlt und denkt, die Grenze des Ertragbaren erreicht zu haben, wer mit dem Rücken zur Wand steht, der braucht Sweet Chestnut.

Wirkung: Die Bach-Blüte hilft dabei, den kleinen Lichtschimmer am Horizont zu erkennen, wieder Hoffnung zu schöpfen und die Möglichkeit in Betracht zu ziehen, dass sich alles noch zum Guten wendet – auch wenn man das bisher nicht für möglich gehalten hat. Nicht selten ist ein Mensch nach einer solchen Phase weiser und stärker als vorher, ähnlich wie nach einem überstandenen fieberhaften Infekt.

Abgrenzung: Gorse sieht keinen Ausweg, der Zustand ist eher langfristig. Mustard hat keine Erklärung für seine Verzweiflung. Sweet Chestnut ist dagegen akut verzweifelt, hoffnungslos und fühlt sich in einer ausweglosen Situation. Er kennt den Grund.

Vervain (Eisenkraut, Verbena officinalis)

Haupteinsatzgebiet: Vervain ist die richtige Blüte für alle, die sehr engagiert für ihre Aufgabe brennen und sie mit viel Eifer erfüllen, dabei jedoch weder ihre eigenen Grenzen noch die ihrer Mitstreiter akzeptieren. Sie neigen oftmals auch zu Dogmatismus und Fanatismus.

Wirkung: Vervain hilft, die eigene Energie gezielt einzusetzen. So werden Sie toleranter und offener für Ihre Bedürfnisse und die Ihrer Mitstreiter und finden das richtige Maß für Ihr Engagement, lernen zu akzeptieren, dass andere Menschen andere Prioritäten setzen. Die Blüte hilft, statt missionarischem Hilfswillen gezielte, kompetente Hilfsbereitschaft zu entwickeln.

Abgrenzung: Vine ist aus Eigeninteresse perfektionistisch, Vervain ist es der guten Sache wegen. Chicory erwartet Dankbarkeit für seinen Einsatz, Vervain setzt sich aus Idealismus ein. Beech fehlt für Toleranz das Mitgefühl, Vervain dagegen ist aus Übereifer intolerant.

Vine (Weinrebe, Vitis vinifera)

Haupteinsatzgebiet: Vine-Menschen sind machthungrig und neigen dazu, als Despoten aufzutreten, ihre eigenen Vorstellungen um jeden Preis realisieren zu wollen und sich nicht um die Argumente oder Befindlichkeiten ihrer Mitarbeiter, Kollegen oder Familienmitglieder zu kümmern.

Wirkung: Vine hilft, wieder Rücksicht auf die Bedürfnisse anderer Menschen zu nehmen, sich in eine Gemeinschaft einzufügen und sein Verantwortungsgefühl in den Dienst der Menschen zu stellen.

Abgrenzung: Beech mangelt es durch fehlendes Einfühlungsvermögen an Mitgefühl, Impatiens ist ungeduldig und Vervain setzt sich massiv und missionarisch für den guten Zweck ein. Vine sind die Gefühle anderer egal, seine Messlatte für andere setzt er bei sich an und er strapaziert sich und andere, weil er alles am besten kann.

Walnut (Walnuss, Juglans regia)

Haupteinsatzgebiet: Walnut ist der Begleiter für jene, die spüren, dass sie etwas in ihrem Leben verändern sollten, sich aber nicht trauen, weil sie noch nicht wissen, wohin die Reise geht. Auch bei Übergängen wie Pubertät, Klimakterium, Renteneintritt, Umzug, Trennung, Heirat ist Walnut eine gute Hilfe.

Wirkung: Die Bach-Blüte hilft, unseren Horizont zu erweitern, die Vorstellungen einer Veränderung im Leben zuzulassen und die Angst vor Veränderungen loszulassen. Sie bestärkt uns, unseren eigenen Weg zu gehen, ungeachtet »guter« Ratschläge.

Abgrenzung: Elm ist von einem Projekt überfordert, Walnut traut sich nicht, einer Veränderung innerlich zuzustimmen. Honeysuckle hängt an der Vergangenheit, weil er sie als schöner empfindet, Walnut traut sich nicht ins Neue.

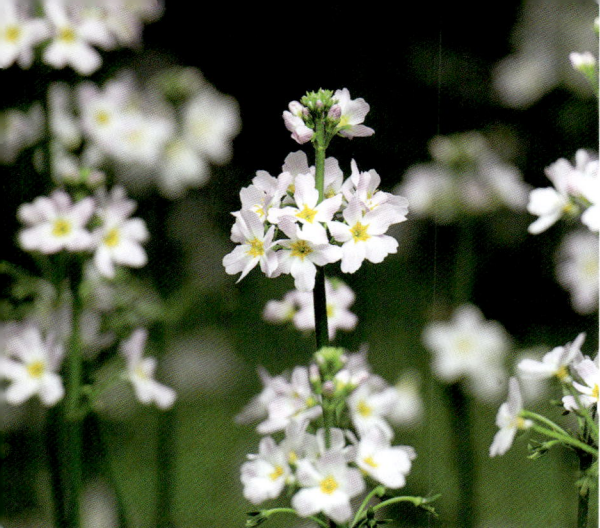

Zu gut für diese Welt? Water Violet hilft aus der selbst gewählten Isolation.

Water Violet (Sumpfwasserfeder, Hottonia palustris)

Haupteinsatzgebiet: Water Violet hilft Menschen, die das Gefühl haben, ausgeschlossen zu sein und nicht dazuzugehören. Das liegt manchmal daran, dass diese starken Persönlichkeiten sich aus stolzem Überlegenheitsgefühl selbst zurückziehen, von anderen distanzieren und Konflikten lieber aus dem Weg gehen, statt sich ihnen zu stellen.

Wirkung: Water Violet holt Sie aus der selbst gewählten Isolation in Ihrem Elfenbeinturm und unterstützt Sie dabei, Zugehörigkeit zu empfinden und auch mal die Hilfe anderer anzunehmen. Die Blüte zeigt auf, dass andere Menschen ein Geschenk und nicht immer eine Belastung sind.

Abgrenzung: Larch ist aus mangelndem Selbstwertgefühl in sich gekehrt, Water Vio-

let aus innerer Ruhe, er ist im Grunde sehr selbstbewusst. Cerato flüchtet sich in Tagträume, Honeysuckle in die Vergangenheit, Water Violet in sein Schneckenhaus.

White Chestnut (Weiße Kastanie, Aesculus hippocastanum)

Haupteinsatzgebiet: Die Bach-Blüte hilft, wenn sich immer gleiche Gedanken oder »Dialoge« mit Vorgesetztem, Partner oder Schwiegermutter in Ihrem Kopf drehen und Sie vom Schlafen und Arbeiten abhalten.

Wirkung: White Chestnut hilft Ihnen, im Sturm des Lebens stabil zu stehen, sich wieder auf das Wesentliche zu konzentrieren, und bringt Ihnen inneren Frieden mit sich selbst und der Situation. So können Sie wieder konstruktiv und lösungsorientiert mit den Themen umgehen.

Abgrenzung: Scleranthus ist entscheidungsschwach, weil er hin- und hergerissen ist, Cerato vertraut seiner Intuition nicht – und White Chestnut kann keine Entscheidungen treffen, weil seine Gedanken immer um den gleichen Punkt kreisen.

Wild Oat (Waldtrespe, Bromus ramosus)

Haupteinsatzgebiet: Wild-Oat-Menschen interessieren sich für alles, sie sind ehrgeizig und fähig, haben zahlreiche Begabungen und wissen dennoch nicht, wo ihr (beruflicher) Platz im Leben ist. Sie laufen daher Gefahr, ihre Berufung zu verpassen.

Wirkung: Mithilfe von Wild Oat können Sie sich eher beruflich auf etwas einlassen, ohne Angst zu haben, Ihre eigentliche Berufung zu verpassen. Die Bach-Blüte hilft, aus der Vielseitigkeit eher in die Tiefe einer Tätigkeit zu kommen und auch einmal eine längere Zeit dort zu bleiben, um die Ernte Ihrer Arbeit zu erleben. Sie nimmt die Angst, das Wesentliche im Leben zu versäumen.

Abgrenzung: Scleranthus schwankt zwischen zwei Möglichkeiten, Wild Oat kann sich aus der Fülle heraus nicht entscheiden. Water Violet macht, was er will, und wirkt dadurch oft unkonventionell, Wild Oat ist unkonventionell, weil er sich von anderen abheben möchte. Cerato traut seiner Intuition nicht, Wild Oat hört nicht darauf.

Wild Rose (Heckenrose, Rosa canina)

Haupteinsatzgebiet: Wild-Rose-Menschen fehlt das Ja zum Leben, sie sind teilnahmslos, apathisch, hadern mit den Umständen.

Wirkung: Wild Rose baut eine Brücke zurück ins Leben, so können Sie seine Geschenke wieder erkennen und sich an ihnen erfreuen. Resignation und Gleichgültigkeit machen Platz für Zuversicht und Freude.

Abgrenzung: Mustard ist grundlos niedergeschlagen, Gorse hängt in diesem Gefühl, würde es aber noch einmal versuchen, Sweet Chestnut hat alles versucht, sieht aber keinen Ausweg mehr – und Wild Rose findet sich apathisch mit dem Zustand ab.

Willow (Gelbe Weide, Salix vitellina)

Haupteinsatzgebiet: Willow passt, wenn jemand meint, dem Leben, dem Schicksal oder den Menschen ausgeliefert zu sein. Die Schuld wird bei anderen gesucht, statt selbst Verantwortung zu übernehmen.

Wirkung: Mit Willow finden Sie wieder in die Eigenverantwortung, die Blüte hilft, eigene Fehler und Schwächen zu erkennen und zu akzeptieren. So bekommt das Leben wieder eine positive Ausrichtung, indem Sie nicht Opfer, sondern Mitgestalter sind.

Abgrenzung: Pine macht sich selbst Schuldgefühle, bei Willow sind die anderen schuld. Holly rächt sich aus Eifersucht, Neid oder Hass, Willow rächt sich, weil er sich unschuldig und schlecht behandelt fühlt.

Notfalltropfen, Rescue Remedy®

Diese Mischung aus den fünf Blüten Cherry Plum, Clematis, Impatiens, Rock Rose und Star of Bethlehem sollten Sie immer in der Handtasche und im Handschuhfach bei sich haben! Sie kommt bei emotional sehr belastenden Situationen wie Unfall, Prüfung, Trennung oder gravierenden Veränderungen zum Einsatz. Geben Sie 4 Tropfen aus der Stockbottle in ½ Glas Wasser und trinken Sie es über einen Zeitraum von einigen Minuten. Sie können auch 2 Tropfen direkt aus der Stockbottle auf den Handrücken geben und ablecken. Für die Notfalltropfen gilt: So lange wie nötig, so kurz wie möglich.

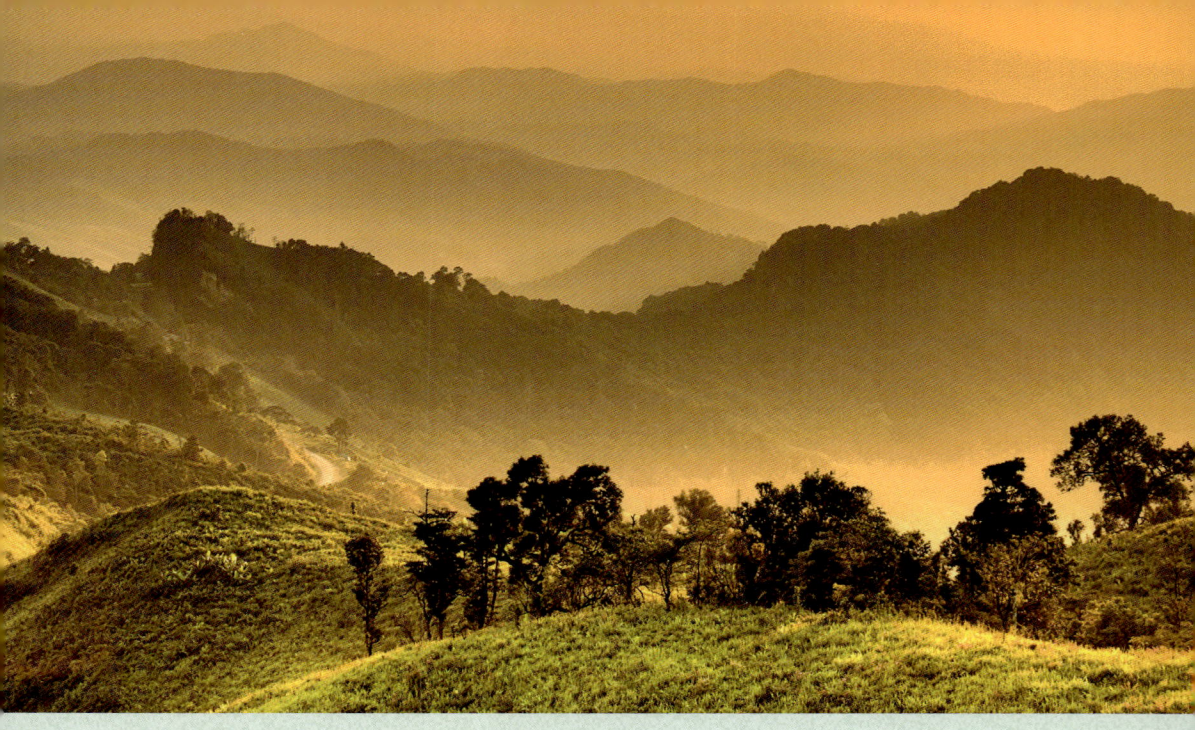

HEILREISEN

Heilreisen, auch Fantasiereisen genannt, werden heute in vielen unterschiedlichen therapeutischen Kontexten eingesetzt. Ursprünglich entwickelte der Schweizer Psychiater und Begründer der analytischen Psychotherapie Carl Gustav Jung (1875 – 1961) die sogenannte aktive Imagination, allerdings lenkte er die Fantasie seiner Patienten dabei nicht in eine bestimmte Richtung. Die Fantasiereisen sind im Laufe der Zeit von den verschiedenen Therapierichtungen abgeändert und weiterentwickelt worden.

Das Gehirn »programmieren«

Wenn Sie Ihre Vorstellung in eine bestimmte Richtung lenken, beginnen im Gehirn jede Menge Nervenzellen und Neurotransmitter zu arbeiten. Zu Beginn möchte ich Sie zu einem kleinen Experiment einladen.

EIN KLEINES KÖRPEREXPERIMENT

Gefühle beeinflussen den Körper, der Körper beeinflusst die Gefühle. Machen Sie sich dies einmal ganz bewusst.

1: GEFÜHLE IM KÖRPER SPÜREN

Stellen Sie sich barfuß in die Mitte eines Raumes, schließen Sie die Augen und spüren Sie den Boden unter Ihren Füßen. Beobachten Sie eine Zeit lang Ihren Atem – wie er kommt und geht, ohne dass Sie etwas dafür tun müssen.

Wenn Sie sich innerlich ruhig fühlen, experimentieren Sie nun mit verschiedenen Gefühlen. Stellen Sie sich zum Beipiel eine Situation vor, in der Sie große Angst haben, und beobachten Sie, was passiert. Wie fühlen Sie sich? Wie ist Ihre Atmung? Haben Sie das Gefühl, Sie können tief durchatmen? Wie ist Ihr Herzschlag, ruhig oder flatterig? Wie fühlt sich Ihr Magen an? Wie ist Ihre Körperhaltung? Leicht gebeugt und zusammengekauert, oder stehen Sie aufrecht und fest verankert?

Wechseln Sie das Gefühl, nehmen Sie etwa Verliebtsein oder die Freude bei Ihrer Lieblingsbeschäftigung. Beobachten Sie erneut: Was hat sich im Vergleich zum vorherigen Gefühl geändert?

Probieren Sie auch Schadenfreude, Ärger, Begeisterung, Angst, Gelassenheit ...

Beenden Sie die Übung immer mit einem für Sie positiven Gefühl, das dann entsprechend nachwirken kann.

2: EIN GEFÜHL VERÄNDERN

Bereiten Sie sich so vor wie in Übung 1 beschrieben. Starten Sie nun mit einem negativen Gefühl wie etwa Sorgen. Bleiben Sie eine Weile in diesem Gefühl der Sorge, geben Sie ihm Raum in sich und beobachten Sie nun sich und Ihre Körperhaltung.

Nun beginnen Sie ganz bewusst, Ihre Körperhaltung zu verändern. Richten Sie sich bewusst auf, atmen Sie tief durch, stellen Sie sich vor, dass um Sie herum ein Feld ist, das Ihnen Energie und Platz gibt, wo Sie frei atmen und stabil stehen können. Heben Sie Ihren Kopf ein klein wenig, schauen Sie in die Ferne und beobachten Sie, ob und wie sich das Gefühl von Sorge verändert. Wie viel Platz nimmt es jetzt noch ein? Wie schwer fühlt es sich jetzt an? Wie fühlen Sie sich jetzt mit diesem Problem?

Zum Beenden lassen Sie das negative Gefühl ziehen und beenden das kleine Experiment mit einem positiven Gefühl.

Unser mächtiges Kontrollorgan

Das Gehirn ist die Schaltzentrale unseres Nervensystems. Neurotransmitter und Hormone ▶ siehe Seite 11 beeinflussen nicht nur die Funktionen unseres Körpers, sondern auch unsere Gedanken und Gefühle. Stellen Sie sich einfach einmal lebhaft vor, in eine Zitrone zu beißen … Diesen Effekt machen sich Heilreisen zunutze. Sie arbeiten mit Bildern und Gefühlen, die Entspannung, Freude, Zuversicht, Leichtigkeit und Optimismus in Ihr System bringen. Je öfter Sie diese Gefühle wieder fühlen, desto schneller gelingt es Ihnen, auch in schwierigen Situationen wieder dort hinzukommen.

Heilreisen machen innere Ressourcen bewusst, unterstützen Sie, Stress abzubauen und (wieder) zu lernen, sich zu entspannen. Sie bieten Ihnen die Möglichkeit, Situationen anders als in Ihrer gewohnten Art zu erleben. Ganz nebenbei stärken sie Ihr Immunsystem: Studien haben gezeigt, dass glückliche Menschen mehr Widerstandskraft gegen Krankheitserreger haben!

HILFREICHE ENERGIEN

Bildlich gesehen sind wir alle umgeben von feinen Energiefeldern, die durch Gedanken mehr oder weniger bewusst genährt werden. Haben Sie Stress, Angst und Sorgen, verbinden Sie sich mit einem anderen Energiefeld, als wenn Sie Gefühle wie Freude, Entspannung, Optimismus und Glück fühlen. Je nachdem, an welchem Feld Sie andocken,

nähren Sie dieses Feld und helfen ihm, größer zu werden. Je öfter Sie das tun, desto stärker wird Ihre Verbindung zu diesem Feld und desto mehr Einfluss hat es in Ihrem Leben. So können Sie aktiv und selbstverantwortlich für Ihr Wohlergehen sorgen. Heilreisen sind keine außerkörperlichen, sondern im Gegenteil sehr körperliche Erfahrungen. Mit jeder Reise wird es Ihnen leichter fallen, bei sich anzukommen, nicht zu werten, was Sie wahrnehmen, und einfach im Augenblick zu sein, um zu schauen – oder auch zu genießen –, was passiert.

WICHTIG

KEIN WUNDERMITTEL

Heilreisen sind eine wunderbare unterstützende und ergänzende Maßnahme zu Naturheilkunde und Schulmedizin sowie zu den verschiedenen Formen der Psychotherapie. Ersetzen können sie eine nötige Behandlung nicht. Sie sind zudem nicht für Menschen mit psychotischen Störungen geeignet, da sie bei ihnen zu einer Verschlimmerung der Erkrankung führen können. Menschen, die chemische Psychopharmaka einnehmen, sollten auf jeden Fall mit ihrem Therapeuten sprechen, bevor sie eine Fantasiereise unternehmen.

GUTE HEIL-REISE!

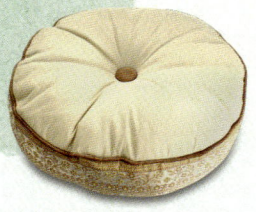

Es gibt mehrere Möglichkeiten, die Heilreisen in diesem Buch (ab Seite 91) zu begehen. Wichtig ist immer der gelungene Start und Abschluss.

Sie können den Text ein paar Mal lesen und aus dem Gedächtnis wiederholen. Oder Sie sprechen ihn auf einen Tonträger. Sprechpausen nicht vergessen! Schön ist es auch, wenn Ihnen ein Vertrauter den Text vorliest. So ist jemand da, mit dem Sie sich danach über die Erfahrung austauschen können. Machen Sie nur, was sich für Sie gut und richtig anfühlt. Wenn Ihnen ein Thema zu heikel ist, lassen Sie die Reise weg, schauen Sie, ob die Reise eines ähnlichen Themas Sie mehr anspricht, oder machen Sie die »kritische« Reise beim erfahrenen Therapeuten. Sie können sie auch ein wenig modellieren, achten Sie aber darauf, dass die Grundstimmung positiv bleibt. Heilreisen haben eine große Kraft und es ist sehr wichtig, diese im Positiven zu nutzen. Die Heilreisen in diesem Buch sind wegen der direkteren Ansprache in der Du-Form geschrieben.

SO BEGINNST DU DIE HEILREISE

Sorge dafür, dass Du 20 Minuten nicht gestört wirst, schalte Telefon und Türklingel leise. Setze Dich aufrecht auf einen Stuhl oder ein Meditationskissen. Auch Liegen ist okay, allerdings wird dann unter Umständen aus der Heilreise ein schöner Traum – was natürlich auch sehr heilsam sein kann … Schließe die Augen, atme bewusst tief ein und aus. Stell Dir vor, wie der Sauerstoff jede Deiner Zellen versorgt. Werde mit jedem Atemzug ruhiger. Es gibt nichts zu tun, außer zu atmen, Du bist ganz bei Dir und Deinem Atem. Deine Reise kann beginnen.

SO BEENDEST DU DIE HEILREISE

Bedanke Dich für die Hilfe, bewerte nicht, was Du erlebt hast. Nimm es einfach an. Atme wieder ein paar Mal bewusst ein und aus. Wenn Du sehr weit weg warst, sag leise oder laut 2- bis 3-mal Deinen Namen, das bringt Dich ins Hier und Jetzt. Bewege Dich etwas, spüre Deinen Körper, nimm ihn bewusst wahr und öffne langsam, ganz in Deinem Tempo Deine Augen. Gib Dir noch etwas Zeit zum Ankommen und Verarbeiten. Vielleicht magst Du Dir einen Tee machen, Dich aufs Sofa setzen und Deinen erfrischten und entspannten Zustand genießen oder Erlebtes und Erkenntnisse aufschreiben, damit sie sich nicht verflüchtigen.

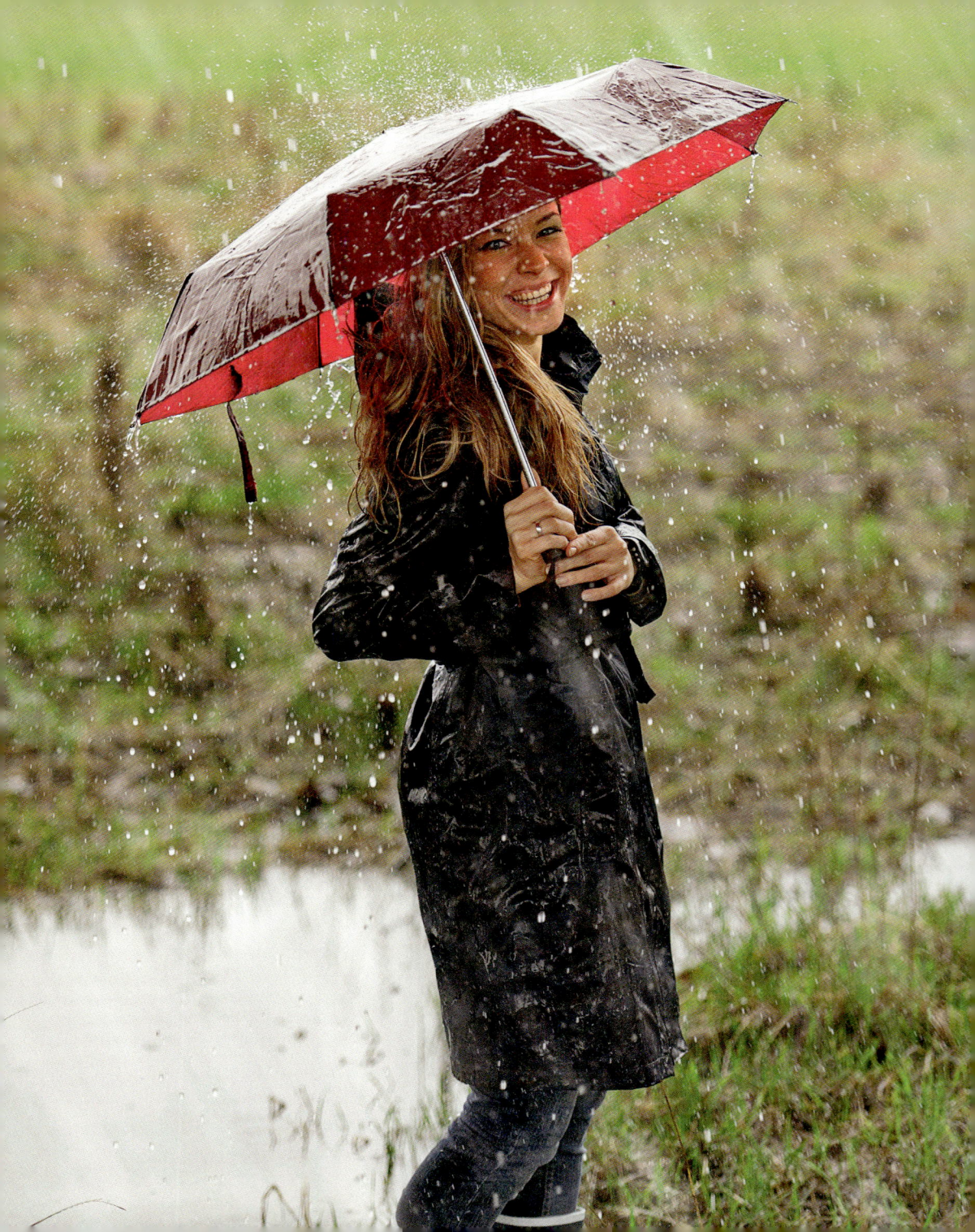

BESCHWERDEN NATÜRLICH BEHANDELN

IN DIESEM KAPITEL LESEN SIE, WIE SIE HÄUFIG VORKOM-
MENDE PSYCHISCHE BESCHWERDEN GUT MIT HEILPFLAN-
ZEN, BACH-BLÜTEN UND HEILREISEN BEHANDELN KÖNNEN.

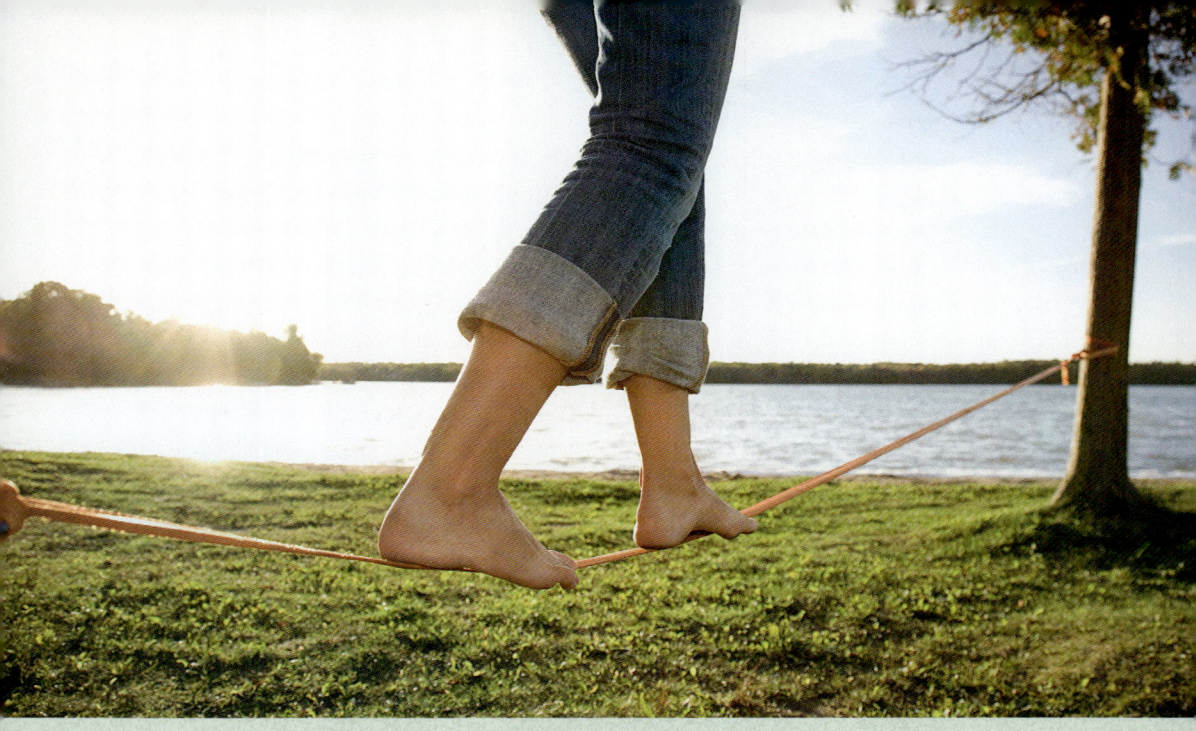

IM GLEICHGEWICHT MIT NATÜRLICHEN MITTELN

Oftmals werden bereits bei den ersten Anzeichen beziehungsweise Vorboten psychischer Beschwerden chemische Psychopharmaka verschrieben und eingenommen, etwa bei einer depressiven Verstimmung oder einer leichten bis mittelschweren Depression, bei Schlafstörungen und psychosomatischen Störungen, bei leichten Angstformen, bei Gefühlen von Schutzlosigkeit, Unsicherheit, Schwäche, bei Konzentrationsproblemen, Appetitstörungen, Antriebslosigkeit oder dem Beginn eines Burnout aufgrund von beruflicher Überlastung. Dabei kann genau hier der Einsatz natürlicher, nebenwirkungsfreier Mittel eine sehr gute Alternative sein, die oftmals nachhaltigen Erfolg hat. Damit können Sie in vielen Fällen verhindern, dass sich der als belastend empfundene Zustand verfestigt und ernsthafte, langwierig zu behandelnde Störungen nach sich zieht.

Beschwerdensteckbriefe

So finden Sie sich in den Beschreibungen der einzelnen Beschwerden zurecht. Die jeweils empfohlenen Mittel können Sie parallel anwenden, lassen Sie zwischen den Einnahmen gegebenenfalls 1 – 2 Stunden Zeit.

Allgemeines: Hier finden Sie eine kurze Einführung in das Thema und mögliche Hintergründe der Beschwerden.

Symptome: Genannt sind jeweils die wichtigsten, charakteristischen Symptome.

Zum Arzt / Therapeuten: Hier erfahren Sie, woran Sie erkennen, dass Sie einen Fachmann oder eine Fachfrau aufsuchen sollten.

Hilfreiche Pflanzen: Die Steckbriefe der hier empfohlenen Pflanzen finden Sie ab Seite 42, alles zur richtigen Einnahme und Dosierung ab Seite 38.

Bach-Blüten: Diese Bach-Blüten können jeweils hilfreich sein. Vielleicht finden Sie andere als die angegebenen Blüten passend. Nehmen Sie dann diese ein ▸ siehe ab Seite 66, später können Sie immer noch auf die hier empfohlenen zurückkommen.

Fertigpräparate: Die jeweils empfohlenen Fertigarzneien ▸ siehe Seite 40 erhalten Sie rezeptfrei in der Apotheke. Die Mittel sind eine Auswahl, viele weitere Firmen stellen hochwertige Arzneien aus Heilpflanzen her.

Zusätzlich hilft: Hier finden Sie weitere Möglichkeiten, Ihre Probleme zu lindern.

Heilreise: Der Anleitung für die empfohlene oder eine andere, aus Ihrer Sicht passende Heilreise sollten Sie mindestens einmal am Tag folgen. So finden Sie allmählich zu einer neuen Sicht der Dinge, können wieder Entspannung und Freude in Ihr Leben lassen.

WICHTIG

VORSICHT!

Bei vielen der in Kapitel eins beschriebenen Symptome können Pflanzenheilkunde, Bach-Blüten und Heilreisen Sie wunderbar unterstützen, doch eine nötige Einnahme von Psychopharmaka (sowie gegebenenfalls eine weiterführende Therapie) ersetzen diese Maßnahmen nicht. Bei schizophrenen oder paranoiden Störungen, bei einer manischen Depression oder massiven Ängsten, Phobien und Zwängen stoßen sie an ihre Grenzen. Wenn Sie bereits Psychopharmaka einnehmen, setzen Sie sie keinesfalls eigenmächtig ab! Sie können natürliche Mittel ergänzend zu den schulmedizinischen Präparaten anwenden, besprechen Sie dies jedoch immer zuvor mit Ihrem Arzt oder Therapeuten!

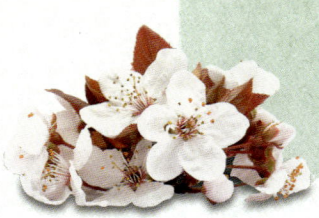

Kann ich mit Naturheilmitteln eventuell die Einnahme von Psychopharmaka vermeiden?

Es ist nicht Zweck dieses Buches, schulmedizinische Psychopharmaka infrage zu stellen – auch wenn der vorschnelle Einsatz dieser Mittel fragwürdig ist. Oft werden bereits bei ersten Anzeichen etwa von Schlafstörungen oder Konzentrationsstörungen Psychopharmaka verschrieben. Genau hier ist jedoch zunächst der Einsatz natürlicher Mittel sinnvoll, ebenso bei leichter und mittelschwerer Depression, psychosomatischen Störungen, leichten Angstformen, Gefühlen der Schutzlosigkeit, Unsicherheit, Schwäche, bei Appetitstörungen, dem Beginn eines Burnout oder Antriebslosigkeit. Verschreibt Ihnen der Arzt ein Medikament, fragen Sie ihn ruhig eingehend zu den Nebenwirkungen und ob es Alternativen gibt. Auch eine begleitende Einnahme von Naturheilmitteln sollten Sie mit ihm besprechen.

Behandeln die natürlichen Mittel dieselben Symptome wie die chemischen Psychopharmaka?

Die Indikationen, die Sie in diesem dritten Kapitel finden, folgen nicht einer starren Gliederung wie im ICD-10 (▶ siehe Seite 9). Bei leichten bis mittelschweren Störungen kann die Naturheilkunde erst einmal gute Dienste leisten. Schauen Sie aber sehr genau auf sich und Ihre Beschwerden. Antriebslosigkeit etwa kann viele Ursachen haben – manche davon sind vergleichsweise harmlos. Sie kann aber auch ein Vorbote für eine tiefer liegende Erkrankung sein, etwa eine Depression. Appetitlosigkeit kann durch Stress und Hektik entstehen, und Stress kann wiederum Auslöser für eine Depression sein. Auch körperliche Erkrankungen können die Ursache von psychischen Beschwerden sein, lassen Sie also im Zweifel körperliche Erkrankungen medizinisch abklären.

Wie schnell wirken natürliche Mittel?

Sollte mit den hier vorgestellten Mitteln nach 4 bis 6 Wochen keine Besserung eintreten, nehmen Sie Hilfe in Anspruch.

Kann ich auch mein Kind bei seelischen Problemen selbst mit natürlichen Mitteln behandeln?

Bei Kindern sind auch die Symptome in diesem Kapitel fast immer Alarmzeichen. Seelisch und körperlich gesunde Kinder sind die meiste Zeit fröhlich, wach, bewegungsfreudig und neugierig. Sollte Ihr Kind über eine Woche unter einem der Symptome leiden, gehen Sie baldmöglichst zum Arzt.

Abgrenzungsschwäche

Allgemeines: Sie bekommen im Büro immer mehr Arbeiten aufgebrummt? Zusätzlich übernehmen Sie Ämter in der Schule Ihrer Kinder, die Schwiegermutter muss zur Bahn gebracht werden, Sie hören sich stundenlang den Liebeskummer Ihrer Freundin an und helfen nach der Arbeit den Kindern bei den Hausaufgaben … Wird einem eine Aufgabe nach der anderen aufgebrummt und traut man sich einfach nicht, Nein zu sagen, kann das zu massivem Stress führen. Abends im Bett wissen Sie dann gar nicht mehr, was Sie eigentlich heute getan haben, und stellen fest, dass Sie weder zu dem geplanten Bad am Abend noch zu ein paar Seiten in Ihrem spannenden Buch oder einem Spaziergang Zeit gefunden haben. Neinsagen zu lernen und auf sich, die eigene Kraft und den eigenen Energiehaushalt besser Acht zu geben, lautet hier die Herausforderung, und bereits an dieser Stelle beginnt die Prävention gegen einen Burnout.

Symptome: Schwierigkeiten zu unterscheiden, ob es einem selbst schlecht geht oder ob es der Frust anderer ist, der einem zu schaffen macht, weil die Grenzen zwischen sich und den anderen verschwimmen. Das Gefühl, nicht mehr über das eigene Leben, die eigene Zeit bestimmen zu können, sondern nur noch für andere zu funktionieren.

Zum Arzt / Therapeuten: Bei anhaltender Interesselosigkeit und Gleichgültigkeit.

Hilfreiche Pflanzen: Hopfen, Lavendel, Schafgarbe, Sonnenhut, Mariendistel

Bach-Blüten: Centaury zur Abgrenzung allgemein; Agrimony, wenn Sie gute Miene zum bösen Spiel machen; Chestnut Bud, wenn Sie immer wieder in der gleichen Situation nicht Nein sagen; Pine, wenn Schuldgefühle Sie hindern, sich abzugrenzen; Red Chestnut, wenn Sie aus Sorge um andere nicht Nein sagen können; Willow, wenn Sie sich als Opfer fühlen, statt selbst die Zügel Ihres Lebens in die Hand zu nehmen

Fertigpräparate: Carduus marianus Urtinktur (Ceres); die Tinktur aus der Mariendistel stärkt die Leber, unseren Filter für alles, was wir aufnehmen. Zur allgemeinen Stärkung der Abwehrkräfte, sowohl im körperlichen als auch im übertragenen Sinne: Echinacea purpurea Urtinktur (Ceres)

Zusätzlich hilft: Der rote Pomander (farbige Essenz) von Aura Soma hilft auf der energetischen Ebene, sich abzugrenzen. Die Essenzen gibt es in ausgesuchten Geschäften oder übers Internet. Achtung: Auf der Energieebene kann das Rot auch andere Menschen reizen, also mit Bedacht nutzen und sich gut vorher informieren.

Heilreise: Beginn und Ende ▶ siehe Seite 85. Komm am besten in einen sicheren Stand, so spürst Du den Boden unter Deinen Füßen. Du bist von einer Hülle umgeben wie ein Küken in seinem Ei. Diese Hülle ist beweglich und bildet dennoch eine deutliche Grenze nach außen. Versuche, die Energie in Deiner Hülle wahrzunehmen – es macht nichts, wenn das nicht gleich klappt. Beginne nun, Deine Hülle ganz allmählich zu verdicken. Sie stabilisiert sich nun immer mehr, wird zu einem Schutzschild für Dich. Von außen kommen nur freudvolle und lichtvolle Energien durch diese Hülle. Sie unterstützen Dich auf Deinem Weg. Nun kannst Du Deine Hülle einfärben. Jede Farbe hat eine etwas andere Energie: Mit welcher Farbe fühlst Du Dich am wohlsten? Spüre die Geborgenheit. Alles, was Dir und Deiner Entwicklung nicht dient, prallt an Deiner Hülle ab und geht wie eine Feder ganz leicht und friedlich an den Absender zurück. Zum Abschluss »programmierst« Du Deine Hülle noch so, dass sie von innen nach außen durchlässig ist. Du kannst Dir zum Beispiel eine kleine Tür, ähnlich einer Katzenklappe, vorstellen, die sich von innen nach außen öffnet, von außen nach innen aber verschlossen bleibt.

Wenn Sie diese Heilreise ein paarmal geübt haben und die leise Veränderung in Ihrem Energiefeld wahrnehmen und kennen, geht es ganz schnell, sich einen Schutzschild aufzubauen, auch in »brenzligen« Situationen. So spüren die Menschen um Sie herum intuitiv, dass Sie keine leichte Beute sind. Machen Sie diese Übung vor allem morgens, bevor Sie aus dem Haus gehen. Wiederholen Sie sie bei Bedarf im Laufe des Tages noch einmal. Genießen Sie dieses neue Gefühl, das man Ihnen entgegenbringt: Respekt.

Ängste

Allgemeines: Angst ist ein Gefühl, das erst einmal lebensnotwendig ist. Angst sorgt dafür, dass der Körper in Gefahrensituationen mit mehr Sauerstoff und Stresshormonen versorgt wird, um schneller flüchten oder sich einem Kampf stellen zu können ▸ **siehe auch Stressreaktion, Seite 117.** Die Sinnesorgane sind »schärfer«, und wir sind manchmal zu Leistungen imstande, die wir uns danach nicht mehr erklären können. Bei immer mehr Menschen ist die Angst aber nicht mehr auf konkrete, klar umrissene Situationen gerichtet, sondern sie ist diffus geworden, ein ständiger Begleiter im Leben. Dann ist sie selbst zu einer Gefahr für das Wohlergehen und die Gesundheit geworden. Angst kann viele Auslöser haben, so gibt es etwa Angst vor Arbeitslosigkeit, vor Umweltkatastrophen, vor Spinnen, davor, Verantwortung zu übernehmen und etwas zu entscheiden, vor Veränderungen, vor der Zukunft, dem Älterwerden ... Angst kann aber auch scheinbar grundlos sein.

Symptome: Bei Angst schüttet der Körper die Hormone Adrenalin und Cortison aus, Herzschlag und Atmung sind beschleunigt, die Arterien der Organe verengen sich, Muskeln werden stärker durchblutet, der Stoffwechsel ist beschleunigt, der Blutzuckerspiegel steigt. Dagegen wird die Verdauung eingestellt, ebenso wird alles ausgeblendet, was jetzt nicht fürs Überleben nötig ist.

Für Körper und Psyche ist es sehr anstrengend, häufig und dauerhaft mit Angstsymptomen konfrontiert zu sein und die Angst nicht abbauen zu können (wie es beim Weglaufen oder Kämpfen der Fall wäre).

Zum Arzt/Therapeuten: Natürliche Mittel sind hilfreich, wenn Angst Sie ab und zu übermannt, etwa Angst vor einer Fehlentscheidung, vor einer Prüfung, vorm Verlassenwerden, nachts im Dunkeln … Ist Angst aber Ihr ständiger Begleiter und schränkt Sie im Alltag massiv ein, zum Beispiel weil Sie öffentliche Plätze, Menschenansammlungen oder Nahverkehrsmittel meiden müssen, oder wenn Sie gar nichts mehr im Leben entscheiden aus Angst vor Fehlentscheidungen, sollten Sie professionelle Hilfe suchen.

Hilfreiche Pflanzen: Kava Kava ▸ **siehe Seite 62** ist eine der wirkungsvollsten Pflanzen bei Angst. Zusätzlich helfen: Wenn die Angst Sie sehr erschöpft: Baldrian, Hopfen, Lavendel, Passionsblume, Rosenwurz oder Taigawurzel. Wenn die Angst Sie depressiv macht: Johanniskraut. Wenn Sie sich unbeschützt fühlen: Engelwurz, Sonnenhut.

Bach-Blüten: Aspen bei eher diffusen Ängsten; Mimulus, wenn konkrete Ängste Sie plagen und Sie generell ängstlich sind; Red Chestnut bei Angst um andere; Cherry Plum bei der Angst durchzudrehen; Larch bei Angst vor Fehlentscheidungen; Agrimony bei Angst vor Konflikten; Rock Rose bei Panik; White Chestnut, wenn Sie an nichts anderes mehr denken können.

INFO

ANGST GEHT UNS AN DIE NIEREN
In der Naturheilkunde sieht man einen engen Zusammenhang zwischen Angst und den Nieren (wie auch der Blase). Ein guter Weg als Unterstützung gegen die Angst ist es, zusätzlich zu den anderen Maßnahmen die Nieren zu stärken, zum Beispiel mit einem regelmäßig getrunkenen Tee. Die klassische Nierenpflanze Goldrute sollte keinesfalls in der Mischung fehlen, zusätzlich kann der Tee noch durch Ackerschachtelhalm, Birkenblätter, Brennnessel und / oder grünen Hafer ergänzt werden.

Fertigpräparate: Kava Hevert® Entspannungstropfen, Piper Methysticum spag. Zimpel, P-sta spag. Peka Tropfen

Zusätzlich hilft: Geben Sie in die Duftlampe 3 bis 5 Tropfen naturreines ätherisches Öl von Bergamotte, Lavendel fein oder Palmarosa oder geben Sie einen Tropfen von einem der Öle auf Ihre Kleidung, etwa auf ein Halstuch. Eine kleine (Selbst-)Massage mit 3 Tropfen ätherischem Öl in etwas Mandelöl oder Olivenöl kann ebenfalls sehr gut helfen. Je ein Tropfen des ätherischen Öls Vetiver auf den Fußsohlen »erdet« Sie beim Gefühl von Instabilität.

Heilreise: Bei Ängsten, die Sie sehr belasten oder aus einem Trauma heraus entstanden sind, bitte diese Heilreise nicht ohne Unterstützung eines Therapeuten machen! Beginn und Ende ▸ siehe Seite 85. Nimm wahr, wie Du sitzt, nimm Deinen Körper wahr. Wie fühlst Du Dich? Tut Dir etwas weh? Nimm einfach zur Kenntnis, was Du spürst. Nun frage Dich: Wäre Deine Angst ein Tier, welches wäre das? Wie sieht das Tier aus, wie schaut es Dich an? Hat es selbst Angst? Oder hat es viel Kraft und ist sehr selbstbewusst? Schaue Dir das Tier, seine Haltung, seinen Blick, sein Fell … eine Weile an: Was sagt es Dir? Frage es nach seinem Namen und ob es eine Botschaft für Dich hat. Achte einfach darauf, was Dir als Erstes in den Sinn kommt, nimm es einfach zur Kenntnis. Beobachte auch Deine Gefühle dem Tier gegenüber: Hat sich etwas verändert? Wie empfindest Du das Tier jetzt? Schaue genau hin, worauf es Dich aufmerksam machen möchte. Wenn Du fürs Erste genug hast, bedanke Dich bei dem Tier und komme langsam ins Hier und Jetzt.

Wenn Sie Ihr Tier einige Male besucht haben, werden Sie allmählich eine Beziehung zu ihm aufbauen. Oft stellt sich heraus, dass die Angst Sie als Kind vor etwas beschützt hat, das schon lang keine Gefahr mehr ist. Der Schutz ist Ihnen nun hinderlich geworden. Vielleicht gelingt es Ihnen, die Botschaften des Tieres zu nutzen, um mit der Angst umgehen zu lernen.

Antriebslosigkeit

Allgemeines: Der Zustand der Antriebslosigkeit kann viele Ursachen haben. Manchmal ist er nur der Beginn eines Infektes oder auf akuten Schlafmangel zurückzuführen, manchmal sind aber auch Stress, Sorgen und Kummer der Auslöser. Auf körperlicher Ebene können Schilddrüsenunterfunktion, Herzinsuffizienz, niedriger Blutdruck oder ein Vitamin-B-Mangel zugrunde liegen.

Symptome: Müdigkeit, Lustlosigkeit, Energiemangel, vermindertes Interesse

Zum Arzt/Therapeuten: Wenn Antriebslosigkeit zu Ihrem Alltag gehört und Sie sehr beeinträchtigt, wenn sie sehr ausgeprägt ist und die hier vorgestellten Pflanzen nicht innerhalb von 14 Tagen greifen oder wenn sich noch andere Symptome wie Gedächtnisstörungen oder körperliche Beschwerden dazugesellen, sollten Sie einen Therapeuten aufsuchen. Nicht zuletzt, weil Antriebslosigkeit häufig auch Teil einer depressiven Verstimmung ist, die sich unbehandelt zu einer handfesten Depression ausweiten kann.

Hilfreiche Pflanzen: Rosenwurz, Rosmarin, Schachtelhalm, Taigawurzel, Wermut

Bach-Blüten: Olive bei totaler Erschöpfung; Wild Rose bei Antriebslosigkeit durch innere Resignation; Honeysuckle, wenn der Schritt aus der Vergangenheit in die Gegenwart schwerfällt; Mustard unterstützend, wenn eine depressive Verstimmung die Ursache für die Antriebslosigkeit ist.

Fertigpräparate: Konstitutin® forte 100 mg
Weichkapseln, Eleu Curarina® Tropfen
Fluidextrakt, Eleu-Kokk® Dragées; Rosmarin
– SPAO Spagyrische Mono-Essenz (Köhle),
Wermut Urtinktur (Ceres)

Zusätzlich hilft: Gehen Sie viel und ausgiebig an die frische Luft, atmen Sie dort tief
und bewusst ein und aus. Verschanzen Sie
sich auch im Winter nicht zu Hause, denn
gerade die kalte, klare Luft tut gut! Sorgen
Sie für ausreichend erholsamen Schlaf in ruhiger Umgebung. Trinken Sie viel Wasser
und achten Sie gerade jetzt auf nährstoffrei-
che, frische Lebensmittel ▶ siehe hintere Umschlagklappe. Zudem hilft es, die Leber zu
stärken (in der Naturheilkunde sagt man,
Müdigkeit ist der Schmerz der Leber). Dafür
sind folgende Pflanzen besonders geeignet:
Artischocke, Kurkumawurzel, Löwenzahn
(Wurzel und Kraut), Mariendistelfrüchte,
Schafgarbe, Süßholzwurzel. Mischen Sie die
eine oder andere Pflanze einfach mit in Ihren Tee. Auch Bitterstoffe helfen oft ▶ siehe
Seite 97. Auch ein Leberwickel stärkt die Leber und entspannt sie: Nehmen Sie eine
Wärmflasche mit sehr warmem Wasser und
wickeln sie in ein feuchtes Haushaltstuch.
Legen Sie die Wärmflasche auf den Bereich
der Leber (sie befindet sich im rechten
Oberbauch) und umwickeln das Ganze
nochmal mit einer weichen Decke oder einem Handtuch. Warm eingepackt ruhen Sie
sich einfach 20 Minuten aus und lassen den
Wickel seine hilfreiche Arbeit tun.

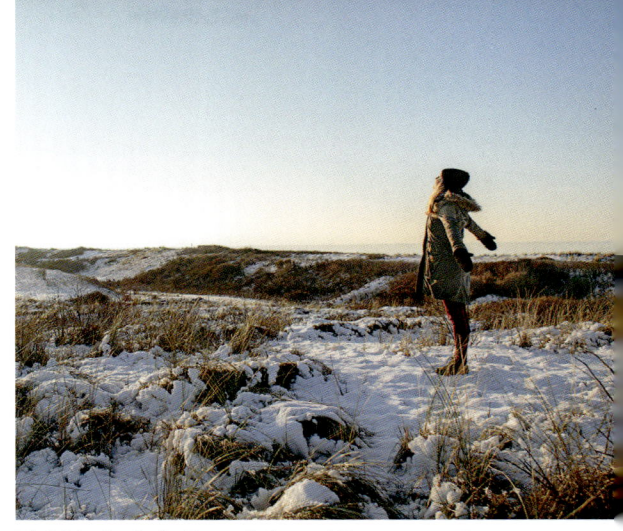

Viel frische Luft, Tageslicht und Bewegung: Das
weckt den Tatendrang!

Heilreise: Beginn und Ende ▶ siehe Seite 85.
Stell Dir vor, Du stehst barfuß an einem
wunderschönen Ort in der Natur, an dem
Du Dich wohl und gut aufgehoben fühlst.
Sei ganz an diesem Ort, lass Dir Zeit, dort
anzukommen. Schau Dich um, was siehst
Du? Ist es schön warm, angenehm kühl?
Scheint die Sonne? Gibt es Pflanzen? Wie
sehen die aus, welche Farben haben sie? Wie
riecht es dort? Wie fühlt sich der Boden unter Deinen Füßen an? Bist Du dort allein
oder sind noch andere Menschen da? Wenn
ja, kennst Du sie? Stell Dir jetzt vor, aus Deinen Füßen wachsen Wurzeln und verbinden
Dich mit der Erde. Die Wurzeln wachsen
immer weiter, werden stabiler, fester und
holziger und verbinden Dich immer mehr
mit der Erde. Wie riecht die Erde, in die sich
Deine Wurzeln graben? Wie fühlt sich

95

feuchte Erde an? Ich lade Dich ein, Dir alles ganz genau vorzustellen und in Deinen Vorstellungen zu schwelgen. Deine Wurzeln wachsen weiter und weiter, tiefer und tiefer, bis sie an den Mittelpunkt der Erde reichen. Dort gibt es einen See, der mit roter Erden-Energie gespeist ist. Diese kraftvolle Energie der Erde verteilt sich nun über Deine Wurzeln in Deine Füße, in Deine Beine und in Deinen Unterleib. Genieße die innige, kraftvolle Verbindung zur Erde. Nimm wahr, wie Du immer mehr Energie, Zuversicht und Lebensfreude bekommst. Schau Dich um und sieh Dich inmitten der schönen Natur fest verankert mit dem Boden und angefüllt mit kraftvoller roter Erden-Energie. Sei Dir bewusst, dass Du immer wieder hierher zurückkehren kannst. Wenn es für Dich passt, bedanke Dich bei der Erde für diese Kraft. Komme nun gestärkt und in Deinem Tempo wieder zurück, in Dein Zimmer, in Deinen kraftvoll aufgefüllten Körper, nenne innerlich zwei- bis dreimal Deinen Namen und öffne in Deinem Tempo Deine Augen. Gehen Sie in Ihrer Fantasie immer wieder an »Ihren« Kraftort und verbinden sich mit der Erden-Energie, sooft Sie neue Kraft und Lebensenergie brauchen. Das Auftanken geht bald auch ganz schnell zwischendurch im Alltag: Lassen Sie einfach dort, wo Sie gerade stehen, in Ihrer Vorstellung Wurzeln aus Ihren Füßen in die Erde wachsen. Sie werden sehen, wie schnell Sie wieder das Gefühl von Boden unter den Füßen haben.

Appetitlosigkeit

Allgemeines: Hunger ist ein körperliches Phänomen, Appetit ist dagegen eine psychisch bedingte Wahrnehmung. Diese Vorgänge werden unter anderem von Neurotransmittern ▸ siehe Seite 11 gesteuert. Appetitlosigkeit ist oft ein Zeichen von Stress, Deprimiertheit und Anspannung. Man vergisst zu essen, bringt nichts herunter oder nimmt sich einfach nicht die Zeit dafür. Manchmal ist geringer Appetit auch ein Vorbote oder Anzeichen von Erkrankungen wie einem Magen-Darm-Infekt, einem Geschwür im Verdauungstrakt oder einer Schilddrüsenüberfunktion.

Symptome: zeitweise Lustlosigkeit beim Essen bis hin zu Nahrungsverweigerung

Zum Arzt/Therapeuten: Wenn der Appetit auch dann nicht zurückkehrt, sobald zum Beispiel Sorgen, Hektik oder Stress nachlassen. Bei ungewolltem Gewichtsverlust, wenn Sie seit einer Medikamenteneinnahme wenig Appetit haben oder auch unter Übelkeit und Verdauungstörungen leiden. Achten Sie auf Ihren Körper, gehen Sie lieber einmal öfter als einmal zu wenig zum Therapeuten!

Hilfreiche Pflanzen: bittere Pflanzen wie Engelwurz, Hopfen, Schafgarbe und Wermut (er ist sehr wirkungsvoll, aber auch sehr bitter, für den Tee am besten wenig nehmen und mit anderen Pflanzen mischen, denn auch Süßen mit Honig kann das intensiv bittere Aroma nicht überdecken).

Bach-Blüten: Impatiens, wenn Sie oft das Gefühl haben, Ihnen fehle einfach die Zeit zum Essen; Mustard unterstützend bei Appetitlosigkeit aufgrund einer depressiven Verstimmung; Olive, wenn vor Erschöpfung gar nicht an Essen zu denken ist; Rock Water, wenn das eigene Wohl allgemein oft zu kurz kommt; Sweet Chestnut, wenn Ihnen Verzweiflung den Appetit raubt

Fertigpräparate: Amara-Tropfen, AMARA-Pascoe® Tinktur (Bitterpräparate), Enzian – Mono Frischpflanzen Tinktur (Köhle), Wermut Urtinktur (Ceres)

Zusätzlich hilft: Bitterstoffe fördern intensiv den Appetit, weitere hilfreiche Teekräuter sind daher Bitterklee, Enzian, Löwenzahn und Tausendgüldenkraut (Vorsicht, sehr bitter, am besten mischen). Hilfreiche Lebensmittel sind Artischocken, Brokkoli, Chicorée, Endivie, Grapefruit, Rucola, Radicchio, Rosenkohl. Auch frischer Ingwer hilft: ein etwa 2 Zentimeter langes Stück frische Wurzel fein raspeln und als Tee aufgießen. Versuchen Sie außerdem, sich mindestens einmal am Tag eine halbe Stunde Zeit für die Zubereitung Ihres Essens und ebenso lang für das Essen selbst zu nehmen.

Heilreise: Beginn und Ende ▸ siehe Seite 85. Du sitzt auf einer großen Picknickdecke an einem schönen Ort Deiner Wahl. Die Sonne scheint, es weht ein laues Lüftchen, der Himmel ist leuchtend blau. Sei ganz an diesem Ort, schau Dich um, hör Dich um, schnuppere in die Luft. Genieße, dass Du

Zeit hast, nichts tun musst und alles richtig ist, wie es gerade ist. Denke nun an etwas, das Du früher, vielleicht schon als Kind, besonders gern gegessen hast. Stell Dir diese Speise genau vor. Wie sah sie aus? Wie hat sie gerochen? Wie fühlte sie sich auf dem Löffel, im Mund an? Stell Dir nun vor, auf Deiner Picknickdecke sind viele Speisen, die Du magst, schön auf Tellern angerichtet, die Lieblingsspeise deiner Vergangenheit in der Mitte. Du beginnst, lustvoll, mit Zeit und Freude zu essen. Du genießt die pure Lebensfreude, nimmst mit allen Sinnen wahr. Wenn es genug ist, komme hierher zurück. Vielleicht fühlen Sie sich nun dazu angeregt, in die Küche zu gehen und sich etwas Leckeres zu kochen? Guten Appetit!

Bitterstoffreiche Gemüse- und Salatsorten regen den Appetit an.

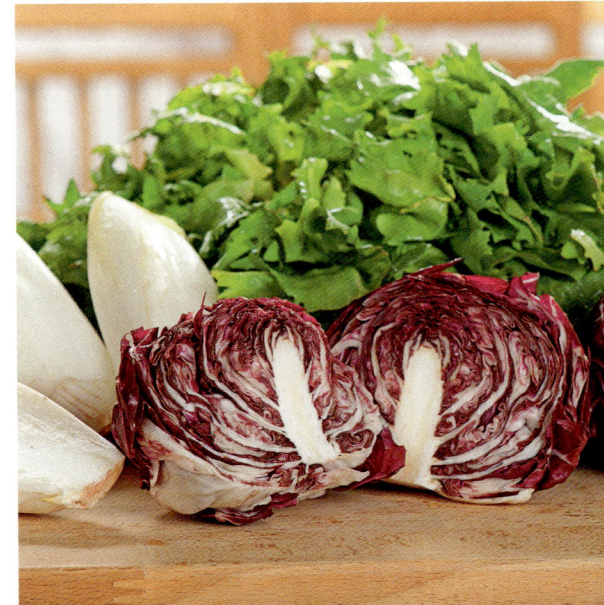

Burnout

Allgemeines: Burnout ist eine tiefe emotionale, psychische und körperliche Erschöpfung. Die Ursachen sind vielfältig, meist liegen sie im beruflichen Bereich. Bisher wird angenommen, dass bei einem Burnout die Produktion der Stresshormone (Cortisol und Adrenalin) und einiger Neurotransmitter erhöht ist. Immer mehr Menschen sind betroffen, es gibt allerdings eine große Ähnlichkeit zur Depression und die Abgrenzung ist nicht einfach. Manchmal ist ein Burnout auch die Vorstufe zu einer Depression.

Symptome: Konzentrationsstörungen, das Gefühl des Ausgebranntseins, Gleichgültigkeit, Stimmungsschwankungen, Versagensgefühle, Gereiztheit, Anspannung, Tics. Mögliche körperliche Anzeichen: vor allem ein schwaches Immunsystem, Erschöpfung, Müdigkeit, Magen-Darm-Beschwerden, Appetit- oder Maßlosigkeit, Zyklusstörungen der Frau, Schwindel, Kopfschmerzen, Tinnitus, Schlafstörungen, sexuelle Störungen, Herzbeschwerden. Immer öfter kommt es zu Fehlen am Arbeitsplatz, Aggressivität, Isolation. Es besteht Suchtgefahr.

Zum Arzt/Therapeuten: Damit sich die genannten Symptome nicht verfestigen, möglichst bald! Betroffene brauchen, neben naturheilkundlichen Mitteln, Therapie oder Coaching, um den Blick auf sich zu ändern.

Hilfreiche Pflanzen: Beginnen Sie mit Beruhigendem wie Baldrian, Hafer, Lavendel oder Passionsblume. Wenn Sie etwas später mehr Kraft brauchen (aber erst, wenn Sie innerlich richtig zur Ruhe gekommen sind): Ginseng, Rosenwurz, Taigawurzel, gegen die Trübsal Johanniskraut

Bach-Blüten: Agrimony, wenn Sie sich und anderen etwas vormachen und Ihren Zustand verleugnen; Centaury, wenn Ihnen das Neinsagen schwerfällt; Olive bei körperlicher, geistiger und seelischer Erschöpfung; Vervain, wenn Sie sich für den guten Zweck überengagieren und nicht mehr auf die Signale Ihres Körpers hören; Water Violet, wenn Sie sich jetzt total isolieren

Fertigpräparate: Zur Beruhigung und Entspannung Neurapas® Balance, Kava Hevert Entspannungstropfen oder Lasea®, später zum Aufbau von Kraft und Konzentration Konstitutin® forte 100 mg Weichkapseln oder Rhodiola-Rosenwurz Kapseln, ShyX (südamerikanische Pflanzenwirkstoffe)

Zusätzlich hilft: Fragen Sie Ihren Arzt nach einer Blutanalyse, eventuell kann die Einnahme der Spurenelemente Zink und Selen helfen. Auch verschiedene Vitamine, vor allem aus der B-Gruppe, wirken unterstützend. Belohnen Sie sich öfter einmal, gönnen Sie sich etwas Schönes, machen Sie Dinge, die Ihnen Spaß machen, gehen Sie auf Konzerte mit Freunden, Essen mit Ihrem Liebsten, endlich mal wieder ins Kino. Gönnen Sie sich einen ganzen Tag mit Buch auf dem Sofa, gehen Sie in den Wald, genießen Sie draußen das Gras unter Ihren Füßen und den Himmel über sich. Wann haben Sie Ihren letzten Wochenendtrip ans Meer oder in die Berge unternommen? Planen Sie Ihre Zukunft, geben Sie sich ruhig einmal Tagträumen hin: Wie wollen Sie leben? Wo wollen Sie leben und mit wem? Trauen Sie sich, über Ihr Arbeitspensum hinaus zu denken. Auch eine gesunde Ernährung mit viel frischem Gemüse und Obst und wenig Zucker und Weißmehl lässt Sie zu Kräften kommen.

Heilreise: Beginn und Ende ▸ siehe Seite 85. Du bist an einem Strand. Kleine Wellen kommen und gehen. Du hast den Strand für Dich allein, gehst Schritt für Schritt am Meer entlang. Spüre den Sand unter Deinen Füßen, betrachte Deine Fußspuren im Sand. Es gibt nichts zu tun, Du bist einfach nur da und genießt Dich an diesem wunderschönen Ort. Eine kleine Welle schwappt auf den Sand. Deine Füße werden nass und Du merkst, dass das Wasser ganz warm und weich ist, fast wie in der Badewanne. Du legst Dich auf den Rücken in dem warmen Sand. Mit jedem Einatmen kommt eine Welle und umspült sanft Deinen Körper. Sie bringt Dir das mit, was Du jetzt brauchst, und lässt es in Deinen Körper hineinschwappen. Mit jedem Ausatmen spült das Wasser Dinge, die Dich belasten, zurück ins Meer. Dieser kleine Sog nimmt alles mit, was Dir nicht guttut, mit jeder Welle fühlst Du Dich leichter und klarer. Das Wasser kommt und geht, Dein Atem kommt und geht, Dir ist es ganz warm, die Sonne scheint

INFO

BEGRIFFSKLÄRUNG

Ein Burnout betrifft meist den Beruf, eine Depression beeinträchtigt alle Bereiche im Leben stark, und dies meist dauerhaft, während Burnout-Betroffene auch Zeiten der Unbeschwertheit erleben. Sie kämpfen gegen Papierstapel und klingelnde Telefone, bei einer Depression dagegen weicht der Kampfeswillen gleich zu Beginn der Antriebslosigkeit und Resignation. In einem fortgeschrittenen Stadium verschwimmen diese Unterschiede aber.

und Du bist entspannt. Was immer Du brauchst, ob es Kraft ist, Entspannung, Gleichmut, Leichtigkeit, Lebendigkeit, Freiraum oder etwas anderes, kommt über das Wasser und Deinen Atem zu Dir. Bleibe eine Weile an diesem Ort und spüre, wie der wohltuende Austausch stattfindet: Immer wenn etwas geht, das Du nicht brauchst, ist Platz für etwas Neues, das hilfreich ist. Genieße diesen Zustand und freue Dich, dass es so viel gibt, was Dich stärkt und Dich unterstützt. Vielleicht magst Du dem Wasser für seine Hilfe danken. Wenn Du Dich ausgeruht und ausgefüllt fühlst, komme langsam ins Hier und Jetzt zurück.

Depressive Verstimmung

Allgemeines: Stimmungsschwankungen gehören zum Leben. Meist gibt es einen konkreten Anlass, ein Stimmungstief kann uns aber auch scheinbar grundlos erwischen. Eine depressive Verstimmung ist schon etwas mehr als das bald vorübergehende »normale Deprimiertsein«. Sie zählt, je nach Schwere, zu den leichten bis mittelschweren Depressionen. Auslöser können Stress oder psychisch belastende Dinge sein, aber auch Lichtmangel, graue Wintertage und Dauerregen. Die Abstufung von Deprimiertsein, depressiver Verstimmung und Depression besteht in der Heftigkeit und Dauer, mit der sie jeweils auftritt. Die Übergänge sind fließend, was besondere Achtsamkeit erfordert.

Symptome: Antriebslosigkeit, Niedergeschlagenheit, Lustlosigkeit, Erschöpfung, Trauer, Appetitlosigkeit und das Gefühl von innerer Leere, eventuell zusammen mit Kopfweh, Magen-Darm-Störungen, Schlafstörungen und Konzentrationsschwäche.

Zum Arzt: Hält der Zustand über zwei Wochen an, empfinden Sie Ihr Leben als ziel-, freud- und sinnlos und fühlen sich erstarrt und leer, leiden Sie unter Interessenverlust und haben keine Lust mehr auf soziale Kontakte, sollten Sie umgehend den Arzt aufsuchen. Dasselbe gilt, wenn immer neue, auch körperliche Beschwerden dazukommen.

Achtung: Selbstmordgedanken sind bei einer Depression nicht selten. Nehmen Sie Naturheilmittel bitte nur mit ärztlicher Begleitung ein, denn manchmal finden Patienten erst durch eine Besserung die Kraft zu einem Suizid!

Hilfreiche Pflanzen: Johanniskraut, Rosmarin, Rosenwurz, Taigawurzel, Lavendel, Hafer; außerdem: Griechisches Eisenkraut (*Sideritis scardica*) wirkt ausgleichend auf das Nervensystem.

Bach-Blüten: Mustard ist das klassische Mittel bei depressiver Verstimmung und sollte zumindest begleitend immer eingenommen werden; zusätzlich: Olive, wenn Sie sich schwach fühlen; Larch, wenn Ihr Selbstwertgefühl unter dem jetzigen Zustand leidet; Aspen bei diffuser Angst; Sweet Chestnut, wenn Sie sehr verzweifelt sind; Star of Bethlehem, wenn Sie einen Schock noch nicht verarbeitet haben; Wild Oat, wenn Ihnen das Ziel im Leben gerade abhanden gekommen ist.

Fertigpräparate: Neuroplant® aktiv Filmtabletten, Jarsin®, Laif®, Rhodiola-Rosenwurz Kapseln, Eleu-Kokk® Dragées, Veilchen Elixier (Köhle). Einige Mittel gibt es in verschiedenen Stärken, lassen Sie sich in der Apotheke beraten.

Zusätzlich hilft: Gehen Sie viel hinaus ans Tageslicht, genießen Sie die frische Luft. Schreiben Sie abends auf, was Sie heute glücklich gemacht, Ihnen gutgetan hat. So richten Sie Ihren Blick wieder mehr auf die schönen Dinge im Leben. Sorgen Sie jeden Tag dafür, dass Sie etwas Raum und Zeit für sich haben: Genießen Sie einen Tee auf dem Sofa, machen Sie eine schöne Heilreise, hören Sie 20 Minuten Ihre Lieblingsmusik ... Gerade in der dunklen Jahreszeit helfen auch 1 bis 2 Tropfen ätherisches Bergamotteöl. Träufeln Sie es auf ein Taschentuch und schnuppern Sie mehrmals am Tag daran. Die ätherischen Öle von Lavendel, Orange, Neroli oder Rosmarin unterstützen Sie zusätzlich, wieder im Leben anzukommen. Stellen Sie sich doch eine Duftlampe in Ihr Zimmer und probieren Sie die Düfte aus.

Heilreise: Beginn und Ende ▶ siehe Seite 85. Es kann sein, dass Ihnen diese Heilreise etwas schwerer fällt. Das macht nichts! Wenn keine Bilder von allein kommen, »erfinden« Sie einfach etwas, aber mit Leichtigkeit und ohne Druck. Probieren Sie es einfach aus. Du sitzt in einem Licht-Ei, das nur Hilfreiches und Gutes an Dich heranlässt. Alles andere prallt an diesem Licht-Ei ab. Spüre, wie Du und Dein Körper geschützt seid. Ich lade Dich ein, mit Deiner Aufmerksamkeit und mithilfe Deines Atems ganz in Dein Herz zu gehen. Stell Dir vor, Du befindest Dich in Deinem warmen, kuscheligen und ganz ruhigen Herz. Alles, was gut in Deinem Leben war und ist, wird Dir auf einer Leinwand gezeigt, licht und hell und in klaren Farben. Du siehst vielleicht Menschen oder Tiere, die Dir guttun und denen Du sehr wichtig bist. Vielleicht siehst Du die eine oder andere Begebenheit in Deinem Leben, wo Dein Dasein anderen Menschen in einer schwierigen Situation geholfen hat, wo es wichtig war, dass genau *Du* zu dieser Zeit an diesem Ort warst und genau das getan hast, was Du getan hast. Vielleicht siehst Du auch, was sonst alles gut in Deinem Leben ist ... Du bist wichtig und wertvoll. Schaue die Bilder auf Deiner inneren Leinwand noch eine Weile lang an. Werde Dir nach einer Zeit wieder bewusst, dass Du in Deinem Herzen sitzt, atme ein paar Mal bewusst ein und aus und komm zurück ins Hier und Jetzt.

Oft tun wir uns schwer, uns als wichtig und gut zu sehen, als wundervollen und einzigartigen Menschen. Die Meditation rückt den eigenen inneren Wert und alles Gute, von dem wir umgeben sind, wieder ins Bewusstsein. Machen Sie sie täglich. Es werden immer mehr Bilder auf der Leinwand erscheinen, je mehr Sie sich trauen, das Gute in Ihnen und Ihrem Leben zu sehen.

Auch die Lieblingsmusik hilft der düsteren Stimmung, sich aufzulösen.

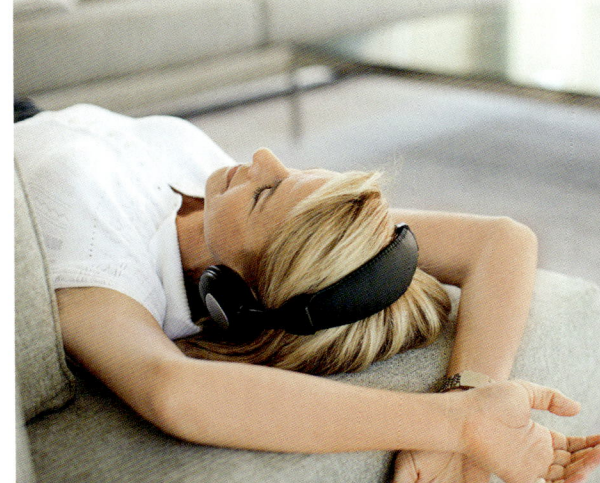

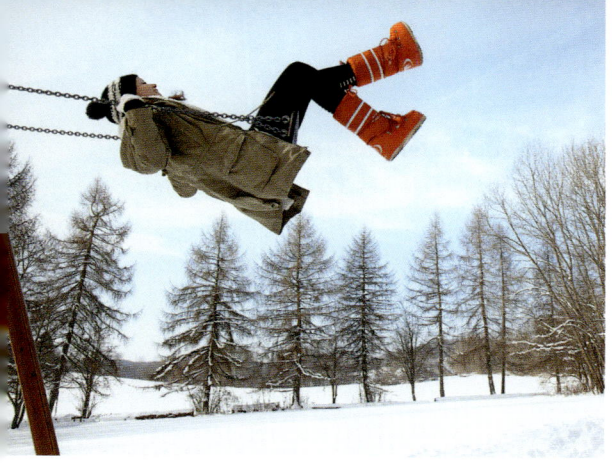

Sanfte, spielerische Bewegung an der Luft kann Erschöpfung lindern.

Erschöpfungssyndrom CFS

Allgemeines: Das Chronische Erschöpfungssyndrom, auch Chronic Fatigue Syndrome (CFS) oder Myalgische Enzephalomyelitis, zeichnet sich durch eine anhaltende geistige und körperliche Erschöpfung aus, die keinen bekannten Grund hat und sich auch nicht durch psychische Störungen oder eine akute Belastung erklären lässt. Betroffene finden auch durch Ruhe und Schlaf keine Linderung. Die Ursachen sind strittig, viele Forscher gehen davon aus, dass es sich möglicherweise um eine Disbalance in der Regulation des Immun-, Hormon- und Nervensystems handelt. Aber auch psychische Belastungen, Giftstoffe, Ernährungsfehler und Infektionen stehen zur Diskussion. Man geht davon aus, dass das CFS keine Folge einer Depression ist, aber eine depressive Verstimmung zur Folge haben kann.

Symptome: Sie sind oft ähnlich wie bei einem grippalen Infekt. Die Erkrankung beginnt plötzlich, hält über sechs Monate an, und auch nach ausreichendem Schlaf fühlen sich die Betroffenen nicht erholt. Zu Müdigkeit und Abgeschlagenheit können weitere Symptome kommen, wie Kopf- und Halsschmerzen, Magen-Darm-Probleme, Muskel- und Gelenkschmerzen, Gedächtnisstörungen und Schlafprobleme. Vor der Diagnose CFS sollten immer erst alle anderen möglichen Krankheitsursachen ausgeschlossen werden.

Zum Arzt: Wenn Ihre Erschöpfung nicht aufhört, grippeartige Symptome dazukommen und es keinen erkennbaren Grund wie etwa dauerhafter Schlafmangel, Krankheit oder Überarbeitung dafür gibt, sollten Sie einen Arzt aufsuchen.

Hilfreiche Pflanzen: Die Behandlung erfolgt nach den Symptomen. Rosenwurz und Taigawurzel helfen Ihrem Körper, sich einer Belastungssituation anzupassen, indem sie allgemein die Leistungsfähigkeit steigern und/oder helfen, Stress abzubauen. Kräftigend wirken Hafer, Rosmarin, Engelwurz, zusätzlich Löwenzahn, Enzian, Bockshornkleesamen (für Tee: im Mörser gestoßen); für erholsameren Schlaf sorgen Melisse, Passionsblume sowie Hopfen. Der kraftvolle »Lichtbringer« für die Seele schließlich ist das Johanniskraut.

Bach-Blüten: Olive bei körperlicher und geistiger Erschöpfung; Mustard, wenn es als

Krankheitsfolge die Tendenz zur depressiven Verstimmung gibt; Gorse, wenn Sie sich hoffnungslos fühlen; Sweet Chestnut, wenn Sie akut verzweifelt sind.

Fertigpräparate: zur Kräftigung Rosenwurz Kapseln, Eleu-Kokk® Dragées, Taraxacum Urtinktur von Ceres (vor allem wenn es laut dem Arzt einen Bezug zur Leber gibt)

Zusätzlich hilft: Bewegen Sie sich in Maßen im Freien, aber seien Sie vorsichtig mit Sport, eine Überanstrengung verschlechtert nicht selten den Zustand. Probieren Sie doch einmal frisches Obst mit warmen Haferflocken, Nüssen und Rosinen als wohltuendes Frühstück ▸ siehe hintere Umschlagklappe. So starten Sie gut in den Tag!

Heilreise: Beginn und Ende ▸ siehe Seite 85. Du liegst auf dem Rücken. Spüre, welche Stellen Deines Körpers den Boden berühren, und atme einige Mal bewusst ein und aus. Du bist eingehüllt und geschützt wie in einem Ei, durch das nur Licht, Liebe, Kraft und hilfreiche Energien zu dir gelangen können. Mit jedem Atemzug versorgst Du jede Deiner Zellen mit Energie. Stelle Dir vor, wie die kraftvolle, lebensspendende Energie der Erde Deinen Rücken durchströmt und jede Zelle Deines Körpers erfüllt. Stell Dir weiterhin vor, Deine ganze obere Körperseite bekommt goldene und reine Energie aus dem Universum, die Dich nun durchdringt. Spüre, wie sich die rote Erden-Energie und die lichtvolle oder goldene Energie des Universums in Dir vereinen und wie mit jedem Atemzug jede Zelle Deines Körpers mit diesen beiden hilfreichen und lebensspendenden Energien versorgt wird. Genieße diesen Zustand eine Zeit lang und fülle Deinen Körper richtig an, bis Du das Gefühl hast, jede Zelle Deines Körpers ist satt und prall gefüllt. Komme dann langsam wieder ins Hier und Jetzt zurück, spüre, wie Du auf dem Boden liegst, spüre Deinen Körper, mache Dir bewusst, dass Du jederzeit diese Energien für Dich nutzen kannst und wenn es Dir passend erscheint, bedanke Dich dafür, bevor Du in Deinem Tempo wieder Deine Augen öffnest.

Siehe auch die Erdungsmeditation Seite 95.

TIPP

ROSMARINWEIN

Auch er hilft bei nervlichen Erschöpfungszuständen. Mischen Sie in 1 Liter Rotwein 20 Gramm getrockneten oder 30 Gramm frischen Rosmarin. Lassen Sie das Gemisch 5 Tage stehen, täglich aufschütteln. Abseihen und täglich bis zu 3 Schnapsgläser jeweils vor einer Mahlzeit trinken. Das bringt Sie wieder in Schwung und hilft, eine anstrengende Zeit durchzustehen. Nicht in der Schwangerschaft, bei Bluthochdruck und Schlafstörungen. Nicht für Kinder.

PFLANZEN FÜR INNERE RUHE UND GUTEN SCHLAF

- Hopfen: morgens müde, abends hellwach
- Melisse: Einschlafprobleme durch zu viele Eindrücke, aber auch mit Herzklopfen und Angst
- Passionsblume: Einschlafprobleme durch innere Unruhe, Sorgen, Überarbeitung
- Baldrian: Schlaflosigkeit aufgrund geistiger Überanstrengung und zu vieler Sinneseindrücke, wenn die »Erdung« fehlt
- Lavendel: Schlaflosigkeit durch Kopfkarussell, Stress am Arbeitsplatz oder in der Beziehung
- Hafer: Schlaflosigkeit durch geistige / körperliche Überforderung

Innere Unruhe

Allgemeines: Wenn innere Unruhe Besitz von Ihnen ergreift, kann das eine sehr anstrengende Zeit sein. Trotz Müdigkeit kommen Sie nicht in den Schlaf, alles nervt Sie, jedes Geräusch ist zu viel, Sie können sich nicht konzentrieren, sind gereizt und rastlos. Nicht selten ist Stress der Auslöser, aber auch Ängste, Sorgen und Überforderung können zu innerer Unruhe und Nervosität führen. Auch körperliche Erkrankungen wie eine Schilddrüsenüberfunktion, Unterzuckerung oder hormonelle Schwankungen, etwa im Klimakterium, können die Ursachen innerer Unruhe sein.

Symptome: Innere Anspannung und das Gefühl, nicht still sitzen zu können, immer auf dem Sprung zu sein, innerlich zu »flattern«. Oft gesellen sich Magenbeschwerden, Verdauungsstörungen, Herzbeschwerden, Schwindel oder Schlafstörungen dazu.

Zum Arzt/Therapeuten: Wenn Sie dauerhaft unter innerer Anspannung und Unruhe leiden, weitere Beschwerden dazukommen wie etwa Schwindel oder hoher Blutdruck, wenn eigene Maßnahmen nicht helfen beziehungsweise sich Ihr Zustand verschlimmert und zum Beispiel anhaltende Schlafstörungen Ihr Leben massiv beeinträchtigen, sollten Sie einen Therapeuten aufsuchen.

Hilfreiche Pflanzen: Hopfen, Hafer, Passionsblume, Lavendel, Melisse, Johanniskraut, Schachtelhalm

Bach-Blüten: Impatiens, wenn Sie sehr gereizt sind; White Chestnut, wenn Sorgen der Auslöser sind; Cherry Plum, wenn die Nerven zum Zerreißen gespannt sind und Sie Angst haben, gleich »durchzudrehen«; Rock Water, wenn Sie sich zu viel abverlangen

Fertigpräparate: Lasea®, Neurexan®, Neurapas® Balance, Phytonoctu® Filmtabletten, Lavandula Urtinktur (Ceres), Passiflora Curarina® Fluidextrakt

Zusätzlich hilft: Bewegung gleicht aus: Radeln, Spazierengehen, Tanzen … Ein Besuch in der Sauna mit anschließender Massage kann Wunder wirken, ebenso ein abendliches Bad mit 5 Tropfen ätherischem Lavendelöl in 1 Esslöffel Honig oder Sahne, 20 Minuten bei Kerzenlicht. Danach aufs Sofa kuscheln und 1 Glas Buttermilch trinken, das bewährte Hausmittel unserer Großmütter.

Heilreise: Beginn und Ende ▸ siehe Seite 85. Setze oder lege Dich hin. Stelle Dir vor, dass sich im Nervengeflecht Deines Solarplexus, direkt unter dem Ende des Brustbeins, ein kleiner Lichtball befindet, etwa so groß wie ein Tischtennisball. Nähre ihn mit jedem Atemzug und und spüre, wie er jedes Mal ein kleines bisschen größer wird. Du atmest Licht ein und schickst es mit Deinem Atem in diesen Ball. Er wird größer und größer, langsam füllt er Deinen Bauch und Deinen Brustkorb. In Dir ist nur dieses Licht in Form eines Balls. Jeder Atemzug lässt ihn wachsen. Mit jedem Atemzug wirst Du ruhiger, denn überall, wo das Licht hinfließt, kann die Unruhe entweichen. Mit der Zeit ist der Ball so groß, dass Dein Körper ganz im Inneren dieses großen Balls aus Licht ist. Deine Unruhe ist nun an seinem äußeren Rand, außerhalb von Dir. Du spürst, wie auch jede Deiner Nervenfasern vom Licht umhüllt wird. Genieße diesen Zustand der Ruhe und inneren Stille. Sobald Dir danach ist, öffne in Deinem Tempo langsam Deine Augen und genieße die Ruhe in Dir.

Konzentrationsstörungen

Allgemeines: Jeder kennt das: Man kann sich einfach nicht auf das Wesentliche konzentrieren, immer wieder fällt einem irgendetwas Dringendes ein, das noch erledigt werden muss. Im Zeitalter des Multitasking ist das eigentlich ganz normal – aber ist es auch gesund und hilfreich? Viele Menschen leiden darunter, sich nicht mehr längere Zeit einer Sache widmen zu können, zu groß sind die Ablenkungen und zu vielfältig die Versuchungen. Aber es gibt auch andere mögliche Ursachen für eine Konzentrationsschwäche, so können Stress oder Schlafmangel ebenso dazu führen wie Eisenmangel, eine depressive Verstimmung, Kummer und Sorgen. Auch ernstere Erkrankungen wie eine verminderte Gehirndurchblutung, Alzheimer oder eine Schilddrüsenunterfunktion können Auslöser für Konzentrationsstörungen sein.

Symptome: Es fällt schwer, sich über einen längeren Zeitraum einer Beschäftigung zu widmen, stattdessen kommt man gedanklich immer wieder vom Thema ab und lässt sich durch äußere Reize ständig ablenken.

Zum Arzt: Wenn Ihre Konzentrationsstörungen sehr plötzlich und ohne erkennbaren Grund auftreten oder wenn die Störungen Sie sehr in Ihrer Arbeit und / oder Ihrem Privatleben beeinträchtigen, sollten Sie einen Arzt aufsuchen, um ernsthaftere Erkrankungen auszuschließen.

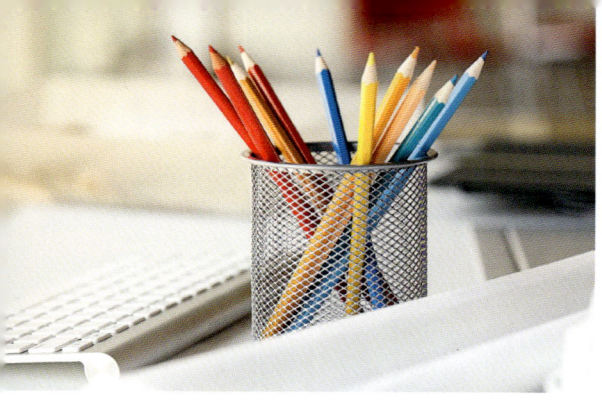
Ein aufgeräumter, übersichtlicher Arbeitsplatz unterstützt die Konzentration sehr.

Hilfreiche Pflanzen: Ginkgo (vor allem, wenn mangelnde Gehirndurchblutung die Ursache ist), Lavendel, Taigawurzel, Rosenwurz, Rosmarin (vor allem, wenn niedriger Blutdruck dazukommt)

Bach-Blüten: Chestnut Bud, wenn Sie immer wieder die gleichen Fehler machen; Clematis, wenn Sie sich oft in Tagträumen verlieren; Honeysuckle, wenn Sie mit den Gedanken in die Vergangenheit schweifen; Scleranthus, wenn Ihre Gedanken ständig hin und her hüpfen; White Chestnut, wenn sich Ihre Gedanken im Kreis drehen; Wild Oat, wenn es einfach zu viele Gedanken sind

Fertigpräparate: Rhodiolan® 200, Ginkgo-Urtinktur, Daucus comp. (beide Ceres)

Zusätzlich hilft: Trinken Sie ausreichend Wasser am Tag und machen Sie regelmäßig eine Pause, wann immer möglich an der frischen Luft. Stellen Sie eine Duftlampe auf Ihren Schreibtisch, träufeln Sie 3 bis 4 Tropfen des ätherischen Öls von Ysop, Cajeput oder Rosmarin hinein. Alternativ können Sie 2 Tropfen von Ysop, Cajeput oder Rosmarin auf ein Tuch träufeln, sich dieses immer mal wieder unter die Nase halten und den Duft des Öls tief einatmen.

Heilreise: Beginn und Ende ▸ siehe Seite 85. Atme tief und gleichmäßig ein und aus und zähle bei jedem Einatmen von eins bis sieben, bei jedem Ausatmen von sieben bis eins. Schicke nun Deinen Atem in Deine Füße. Mache das ein paar Atemzüge lang. Gehe dann jeweils für einige Atemzüge in Deiner Wahrnehmung zu Deinen Waden, Knien, Oberschenkeln, Deinem Po, Deinem Becken, Deinen Hüften, atme in den unteren Rücken, dann in den oberen Rücken, in Deinen Bauch, dann in Deinen Brustkorb. Richte nun Deinen Atem auf Schultern und Nacken, Ober- und Unterarme und atme langsam und ruhig bis in Deine Hände und Deine Fingerspitzen hinein. Gehe mit Deiner Aufmerksamkeit zu Deinem Gesicht, Deinem Unterkiefer, Deinen Augen und nun zu Deinem Hinterkopf, Deiner Kopfhaut. Schicke in jede Zelle Deines Körpers Deinen Atem, es gibt nichts anderes zu tun, als zu atmen. Wenn Du mit Deiner Aufmerksamkeit einmal durch Deinen Körper gegangen bist, öffnest Du langsam und in Deinem Tempo wieder Deine Augen.

Die Heilreise macht es möglich, sich wieder für eine Weile zu konzentrieren, und das auf eine sehr körperliche Weise. So driften Sie nicht mit Ihren Gedanken ab, da Ihre Aufmerksamkeit auf Ihren Körper gerichtet ist.

Lustlosigkeit

Allgemeines: Lustlosigkeit kann viele Bereiche des Lebens betreffen. Hier ist nicht die Lustlosigkeit aus Erschöpfung oder Stress heraus gemeint, sondern die Lustlosigkeit aus Mangel an Ideen, Kreativität und Zielen. Keine Lust zu arbeiten, keine Lust, abends ins Kino zu gehen, keine Lust, Freunde zu treffen, keine Lust zu kochen … Oftmals geht die Lustlosigkeit auch mit Langeweile einher. Wir schlafen mehr als nötig, vertreiben uns die Zeit mit Unsinnigem, sitzen vorm Computer und chatten, »daddeln« oder driften ziellos durchs Internet, schauen irgendeine sinnlose TV-Sendung … und gehen irgendwann unzufrieden und freudlos ins Bett. Es gibt immer mal solche Phasen im Leben und manchmal ist es auch schön, keine Lust zu haben, auf dem Sofa zu sitzen und genussvoll gar nichts zu tun. Handlungsbedarf gibt es dann, wenn die Lustlosigkeit über mehrere Tage und Wochen anhält, wenn sie uns stört, wenn sie unser Leben stark beeinflusst oder wenn – auch im Falle der sexuellen Lustlosigkeit – der Partner oder die Partnerin darunter leiden. Sehr oft hat die Lustlosigkeit eine Information für uns, so stellt sie vielleicht unsere Werte, unser Freizeitverhalten oder unseren Lebenssinn in Frage. Dann sind wir aufgefordert, genau hinzusehen, uns den entsprechenden Fragen zu stellen und Veränderung in unser Leben einzuladen.

Symptome: Unlust, Antriebslosigkeit, Unzufriedenheit, Langeweile, keine Idee, was Sie mit sich anfangen könnten. Dazu kommen oft auch noch Gereiztheit, Freudlosigkeit und innere Unruhe.

Zum Arzt: Wenn Sie merken, dass sich in die Lustlosigkeit und Langeweile auch Erschöpfung, Antriebsschwäche, Müdigkeit oder Lebensverdruss mischen, ist es wichtig, ernstere gesundheitliche Störungen wie etwa eine Schilddrüsenunterfunktion oder einen zu niedrigen Blutdruck ausschließen beziehungsweise behandeln zu lassen.

Hilfreiche Pflanzen: Rosmarin (Vorsicht in der Schwangerschaft und bei Bluthochdruck), Wermut, Melisse (zu der Hildegard von Bingen schreibt: »Man lacht gern, wenn man sie isst, da sie das Herz freudig kriegt«). Außerdem Vogelmiere, das bei uns sehr verbeitete Kraut wirkt blutreinigend und eignet sich besonders zum »Frühjahrsputz« im Körper, auch im Rahmen einer Fastenkur.

Bach-Blüten: Wild Rose, wenn Sie sich sehr apathisch fühlen und sich nicht mehr freuen können; Water Violet, wenn Sie sich in Ihr Schneckenhaus zurückziehen und jeden Kontakt zu anderen meiden; Willow, wenn Sie sich als Opfer sehen und Ihnen im Moment ein wenig der Blick für die Selbstverantwortung abhanden gekommen ist; Beech, wenn Sie immer erst das Negative sehen

Fertigpräparate: Rosmarin SPAO (Köhle), Melissa Urtinktur (Ceres), Melisse D1 (Spagyros), Artemisia absinthium (Phylak)

NERVENKEKSE NACH HILDEGARD VON BINGEN

Diese Kekse sind als Medizin, nicht als Nascherei gedacht. Essen Sie 3 bis 4 Stück am Tag. Sie machen ein frohes Herz, stärken die Nerven, geben Lebensmut und Leichtigkeit. Kneten Sie aus allen Zutaten einen Teig. Den Teig zirka 4 Millimeter dick ausrollen, kleine Kekse ausstechen, im vorgeheizten Backofen auf der mittleren Schiene bei 200 °C (Umluft 180 °C) zirka 15 Minuten backen.

- 1500 g Dinkelmehl
- 400 g Butter
- 2 Eier
- 300 g Rohrohrzucker oder Honig
- 50 g gemahlener Zimt
- 35 g gemahlene Muskatnuss
- 10 bis 15 g gemahlene Gewürznelken
- 300 g gemahlene Mandeln
- 1 Prise Salz
- etwas Wasser

Zusätzlich hilft: Einige Tropfen ätherisches Eisenkrautöl, Petit-grain-Öl oder Neroliöl oder 1 bis 2 Tropfen Nelkenöl (nicht in der Schwangerschaft!) in der Duftlampe bringen wieder Schwung und Freude ins Leben, ebenso Zitrusöle wie Grapefruit oder Mandarine. Auch ein tiefer »Schluck« frische Luft hilft: Atmen Sie am geöffneten Fenster durch und wecken Sie mit jedem Atemzug die Lebensgeister in sich. Der nächste Schritt heißt: Überwinden Sie sich und tun Sie etwas! Bringen Sie sich in gute Stimmung, legen Sie flotte Musik auf, schalten Sie Computer und Fernseher einmal aus. Tun Sie etwas, das Ihnen früher Spaß gemacht hat. Tun Sie es erst einmal für eine kurze Zeit und schauen Sie dann, ob Sie weitermachen möchten. Irgendwann ist es Ihnen möglich zu erkennen, dass Sie sich immer selbst in so eine Lustlosigkeit bringen, nicht die anderen. Übernehmen Sie die Verantwortung für Ihre Stimmung!

Heilreise: Beginn und Ende ▸ siehe Seite 85. Stelle Dir vor, Du stehst an einem Fluss. Wie sieht er aus, wie schnell fließt das Wasser? Fließt es langsam und gleichmäßig dahin oder gibt es Stromschnellen, Wirbel, Dämme, kleine Wasserfälle oder Buchten, in denen das Wasser zu stehen scheint? Schau Dich genau um und merke Dir die Stelle, an der Du stehst, vielleicht mithilfe von einem besonderen Stein oder einer Blume, oder Dein Fluss macht gerade an der Stelle, wo Du jetzt stehst, eine kleine Biegung. Wandere nun langsam nach links am Fluss entlang. Irgendwann kommst Du in einer Zeit in der

Vergangenheit an, zu der Du Dich ganz lebendig, abenteuerlustig, freudvoll, friedlich und leicht gefühlt hast. Bleibe an dieser Stelle und schau, ob Du in das Bild von Dir zu dieser Zeit einsteigen kannst, mit all den Gefühlen der Lust und Freude am Leben. Wie hat sich das angefühlt, so voller Leben und Lebenslust zu sein? Was hast Du damals anders gemacht als heute? Du brauchst nicht darüber nachzudenken, probiere einfach, Dich dafür zu öffnen, ganz entspannt und offen, ohne zu bewerten, was Du wahrnimmst. Bleibe in diesem Zustand der vollkommenen Zufriedenheit und Lebendigkeit, genieße das Sein dort. Wenn Du eine Weile dort warst und ausgiebig in diesem Gefühl geschwelgt hast, schaue Dich noch mal um und stelle Dir vor, Du findest eine kleine Murmel. Stell Dir nun weiter vor, Du könntest das Gefühl der Zufriedenheit, Freude und Lebendigkeit in dieser kleinen Murmel einfangen und mit Dir tragen. Wenn Du das Gefühl in dieser Murmel verankert hast, kannst Du Dich mit ihr wieder auf den Rückweg machen. Gehe dafür rechts am Ufer des Flusses entlang – so lange, bis Du zu Deiner Ausgangsstelle kommst, die Du anhand des besonderen Zeichens, das Du Dir gemerkt hast, erkennst. Wenn Du sicher bist, an der richtigen Stelle zu sein, schau Dich noch mal um. Vielleicht hat sich das Fließen des Wassers geändert, vielleicht sieht auch alles ganz genauso aus wie vorhin.

Komme langsam mit Deiner Aufmerksamkeit ins Hier und Jetzt zurück, atme tief ein und aus und beende Deine Reise.

Wenn Sie das nächste Mal an einem Spielzeuggeschäft vorbeikommen, gehen Sie hinein und kaufen Sie sich eine Murmel, die Ihrer Murmel aus der Heilreise ähnlich sieht. Stecken Sie sie in Ihre Hosentasche und trage Sie sie immer bei sich, als Erinnerung an das Gefühl der Lebendigkeit, Lebenslust, Freude und Zufriedenheit. Mit der Murmel haben Sie ein intensives Gefühl mit einem Gegenstand gekoppelt. Wenn Sie diese Heilreise nun öfter machen, wird sich Ihr positives Gefühl aus der Meditation bald schon mit der Berührung der Murmel wieder einstellen. Es gibt jetzt sozusagen eine Brücke zwischen Ihren positiven Gefühlen in der Meditation und Ihrer Realität.

Ihre ganz persönliche Murmel bildet eine Brücke zu den positiven Gefühlen.

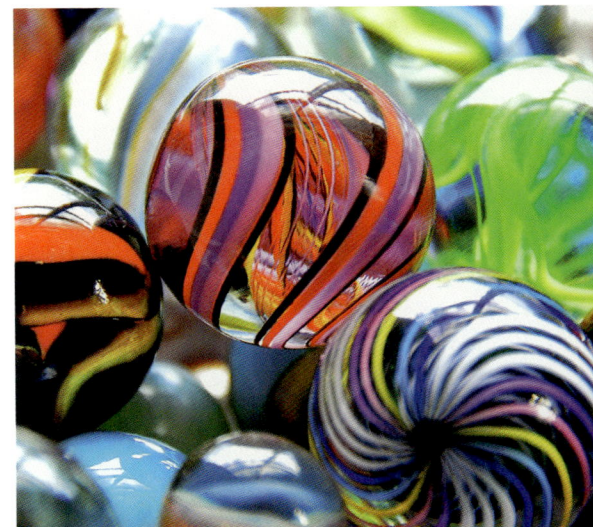

Mangel an Selbstwertgefühl

Allgemeines: Können Sie augenzwinkernd über Ihre Schwächen hinwegsehen, mögen sich so, wie Sie sind, hadern nicht mit Ihrem Aussehen, sind rundum zufrieden mit sich und Ihrem Leben? Hand aufs Herz: Wer kann das schon aus tiefster Seele bejahen? Jeder von uns hat meist schon als Kind den einen oder anderen Dämpfer fürs Selbstwertgefühl bekommen und als Erwachsene sind wir oft selbst unsere größten Kritiker. Die Stimme im Kopf erinnert uns immer wieder daran, dass wir eigentlich nicht gut genug sind, nicht liebenswert, nicht hübsch, reich oder erfolgreich genug – und überhaupt, wer sind wir schon? Schwierig wird es vor allem dann, wenn Sie Ihre Selbstliebe vom Wohlwollen anderer abhängig machen oder auf Leistung oder Äußerlichkeiten aufbauen, statt aus sich selbst heraus zu einem stabilen Selbstvertrauen zu kommen. Nicht selten sind die Folgen Depressionen, Ängste, Süchte, Zwänge, Essstörungen oder selbstverletzendes Verhalten. Kommen Sie doch lieber aus ihrer Opferrolle heraus und nehmen Ihr Leben selber in die Hand.

Symptome: Menschen mit mangelndem Selbstwertgefühl lehnen sich selbst ganz oder teilweise ab. Sie haben Angst, falsche Entscheidungen zu treffen, tendieren dazu, alles perfekt machen zu wollen, vertrauen dem eigenen Wissen nicht, finden sich selbst nicht liebenswert und nicht gut genug. Sie fühlen sich sofort als Versager, wenn etwas nicht auf Anhieb gelingt. Kritik von außen können sie schlecht wegstecken und kritisieren sich selbst scharf. Neinsagen fällt ihnen schwer, sie schlucken Ärger lieber hinunter, statt ihn zu äußern, und überspielen Unsicherheit mit Aggressivität oder Sarkasmus.

Zum Arzt/Therapeuten: Wenn Sie ständig an sich selbst zweifeln oder sich gar hassen, die Tendenz haben, sich selbst zu verletzen.

Hilfreiche Pflanzen: Eisenkraut, Baldrian. Stellen Sie sich Ihre eigene Tinktur aus beiden Drogen her, ▸ siehe Seite 40.

Bach-Blüten: Larch ist hier die wichtigste Blüte; Cerato passt, wenn Sie Ihrer Intuition nicht trauen; Elm ist hilfreich, wenn Ihnen das Selbstvertrauen in einem laufenden Projekt abhanden kommt; Walnut bei Unsicherheit während einer Änderung der Lebensumstände oder während des Übergangs in eine neue Lebensphase.

Zusätzlich hilft: Füllen Sie 10 ml Pflanzenöl aus biologischem Anbau in ein braunes Fläschchen und geben Sie 2 Tropfen ätherisches Eisenkrautöl hinein. Streichen Sie dieses Gemisch mehrmals am Tag auf Ihren Herzbereich, Ihre Handgelenke, Ihre Schläfen – wo auch immer Sie das Gefühl haben, dass es Ihnen guttut. Danach atmen Sie den Duft des Eisenkrauts dreimal tief durch die Nase ein. Machen Sie dieses kleine Ritual achtsam und bewusst, in dem Gewahrsein, dass die Kraft der Pflanze Sie dabei unterstützt, Ihr Selbstwertgefühl aufzubauen.

Heilreise: Beginn und Ende ▸ siehe Seite 85.
Gehe mit Deiner Aufmerksamkeit in Dein
Herz, mache es Dir dort bequem und komme ganz dort an. Stelle Dir vor, Du stehst
vor einem großen, goldenen Spiegel. Schau
Dich an, wie nimmst Du Dich wahr? Siehst
Du Dich ganz klar und in Farbe oder eher
schemenhaft und verschwommen? Beides
ist in Ordnung. Schau Dich an, als ob Du je-
manden Fremden sehen würdest. Mache
dieser fremden Person ein Kompliment –
für etwas, das schön an ihr ist, oder eine Ei-
genschaft, die Du an ihr magst. Formuliere,
was auch immer Dir einfällt, auch wenn es
eine Weile dauert, bis Du die Worte findest.
Wenn Du Deinem Ich mindestens drei
Komplimente gemacht hast, kommst Du
langsam wieder ins Hier und Jetzt zurück.
Machen Sie diese Übung mindestens einmal
am Tag und erweitern Sie Ihr Komplimen-
te-Repertoire jedes Mal um einige Dinge,
die Sie an sich mögen. Nach einigen Malen
und mit etwas Übung können Sie versuchen,
die Komplimente während der Meditation
laut auszusprechen.
Als nächsten Schritt sagen Sie es nicht mehr
wie zu jemand Fremdem, sondern direkt zu
sich selbst. Schauen Sie in den Spiegel und
sagen sich: »Ich habe schöne Augen« oder
»Ich bin sehr kreativ«. Wiederholen Sie auch
das ein paar Tage, so lange, bis es sich klar
und wahr und nicht mehr übertrieben anfühlt. Beginnen Sie auch hier erst einmal,
die Sätze im Inneren zu sich selbst zu sagen.

Gehen Sie nach einiger Zeit dazu über, Ihre
Komplimente an sich selbst laut auszusprechen. Es wird Ihnen mit der Zeit immer
leichter fallen und Ihnen werden immer
mehr positive Eigenschaften einfallen.

> ## Was wir heute sind, folgt aus den Gedanken, denen wir gestern nachgingen. Unser gegenwärtiges Denken bestimmt unser Leben, wie es morgen sein wird.
>
> BUDDHISTISCHE WEISHEIT

Wenn Sie sich bei der Meditation schon
ziemlich sicher fühlen, versuchen Sie, Ihrem
realen Spiegelbild die Komplimente laut und
deutlich zu sagen. Auch das wird jedes Mal
einfacher. Immer mehr verändern Sie so Ihr
Denken über sich und schlagen dem inneren Kopfkritiker ein Schnippchen. Langsam
werden Sie die Komplimente auch fühlen
können. Ihre innere Haltung sich selbst und
anderen gegenüber verändert sich unweiger-
lich zum Positiven. Wenn es Ihnen gelingt,
aus ganzem Herzen, voller Klarheit, ohne
Zögern und Zweifel »Ich liebe mich, so wie
ich bin« zu sagen, haben Sie es geschafft!

Schlaflosigkeit

Allgemeines: Man unterscheidet zwischen Schlaflosigkeit ohne und mit organischen oder psychiatrischen Ursachen. Die äußeren Ursachen, die den natürlichen Biorhythmus des Organismus und damit unseren Schlaf-Wach-Rhythmus durcheinanderbringen können, sind vielfältig: In den Städten wird es nie richtig dunkel und still, viele Menschen arbeiten nachts oder in Schichten, es fehlt an ausgleichender Bewegung. Die Abendmahlzeit ist oft zu spät und zu schwer, und viele geben sich abends stundenlang den Bildschirmen hin, wodurch das Nervensystem »aufgekratzt« ist. Hinzu kommen täglicher Stress und Sorgen, die uns ins Bett begleiten. Ausreichend guter Schlaf ist so wichtig, weil der Organismus sich im Schlaf neu organisiert, es finden Regeneration, Umbau- und Reparaturprozesse statt. Schlafmangel bringt das feine Gefüge durcheinander, Hormone, Stoffwechsel, Blutdruck, Herzschlag und Atmung geraten in Stress. Nicht umsonst ist Schlafentzug eine Foltermethode. Anhaltender Schlafmangel hat drastisch sinkende Konzentrations- und Leistungsfähigkeit, Gereiztheit bis hin zu Trugwahrnehmungen zur Folge. Schlafmittel lösen das Problem nicht: Abgesehen von den Nebenwirkungen wird dann am Morgen wieder ein Medikament gebraucht, um munter zu werden. Die Naturheilkunde hat dagegen einiges bei Schlaflosigkeit zu bieten.

Symptome: Von Schlaflosigkeit spricht man, wenn jemand seit mindestens einem Monat unter Ein- oder Durchschlafstörungen leidet und/oder der Schlaf den Menschen nicht erholt. Eine akute Schlaflosigkeit, etwa durch Stress oder eine bevorstehende Prüfung, vergeht in der Regel wieder, sobald der Auslöser sich gegeben hat.

Zum Arzt: Sollten Sie länger als einen Monat ohne offensichtlichen Grund unter Schlaflosigkeit leiden, sollten Sie einen Arzt aufsuchen, um ernstere Erkrankungen wie Herzinsuffizienz, Schlafapnoe (Atemaussetzer im Schlaf), Schilddrüsenüberfunktion oder eine Depression auszuschließen.

Hilfreiche Pflanzen: Passionsblume, Baldrian, Lavendel, Hafer, Melisse, Hopfen

Bach-Blüten: Impatiens bei innerer Unruhe und Nervosität; White Chestnut, wenn kreisende Gedanken Sie am Einschlafen hindern; Mimulus bei konkreten Ängsten; Aspen bei diffusen Ängsten; Holly, wenn Ärger Sie vom Schlaf abhält; Red Chestnut, wenn Sie sich um andere sorgen und Sie das um den Schlaf bringt; Elm oder Hornbeam, wenn Sie sich überfordert fühlen, etwa wegen einer bevorstehenden Prüfung (Elm) oder durch Ihren Alltag (Hornbeam)

Fertigpräparate: Neurapas® Balance, Passiflora Curarina® Fluidextrakt, Sedakatt® Tabletten, Valeriana Hevert® Dragees, Valeriana spag. Zimpel, Avena sativa Urtinktur (Ceres), Passionsblume D1 (Spagyros), Humulus lupulus (Phylak)

Zusätzlich hilft: Die ideale Raumtemperatur im Schlafzimmer liegt bei 16 bis 18 °. Sorgen Sie für frische Luft und Dunkelheit. Kalte Füße hindern am Einschlafen, Wärmflasche oder Wollsocken schaffen Abhilfe. Ein kleines Notizbuch am Bett hilft Ihnen, Dinge, die Ihnen noch einfallen und vielleicht für den nächsten Tag hilfreich oder wichtig sind, kurz zu notieren und sie dann für die Nacht abzuhaken. Verbannen Sie Elektrogeräte aus dem Schlafzimmer, schalten Sie das WLAN aus. Das Schlafzimmer ist zum Schlafen da, zum Lieben … aber möglichst nicht zum Arbeiten. Schlafen Sie nicht auf dem Sofa vorm Fernseher ein. Versuchen Sie stattdessen, sich einen Rhythmus und ein Schlafritual zuzulegen, trinken Sie zum Beispiel immer eine halbe Stunde vorm Schlafengehen eine heiße Milch mit Honig, machen Sie einen Gang durch den Garten, einen Schritt auf den Balkon oder ans weit geöffnete Fenster, atmen Sie tief durch, und langsam können Sie sich auf das Zubettgehen und Schlafen freuen.

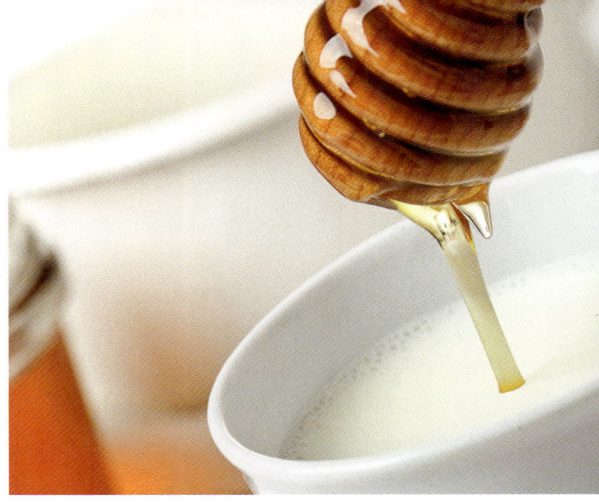

Der Klassiker für eine gute Nacht: eine Tasse heiße Milch mit Honig.

Heilreise: Werden Sie langsam ruhig, kommen Sie mit Ihrem Körper ganz auf der Matratze an, nehmen Sie wahr, welche Teile Ihres Körpers die Matratze berühren. Atmen Sie bewusst ein und aus und gehen Sie mit Ihrer Aufmerksamkeit einmal ganz langsam durch Ihren Körper. Schicken Sie den Sauerstoff bei jedem Atemzug in den Körperteil, dem Sie gerade Ihre Aufmerksamkeit schenken. Beginnen Sie an den Füßen, gehen Sie weiter zu Unterschenkeln, Knien, Oberschenkeln, Hüften, Gesäß, unterem Rücken. Bauch und Brustraum heben und senken sich bei jedem Atemzug, ohne dass Sie etwas dafür tun müssen. Gehen Sie weiter zum oberen Rücken, zu Schultern, Nacken, Hals, die Arme entlang bis zu den Fingerspitzen. Wandern Sie weiter zu Hinterkopf, Gesicht, Unterkiefer, Augen und Stirn bis zu Schädel und Kopfhaut. Lassen Sie nun Ihren Tag Revue passieren, und zwar in umgekehrter Reihenfolge. Was haben Sie direkt vor dem Schlafengehen gemacht? Was davor? Gehen Sie weiter zurück, versuchen Sie sich an jede Kleinigkeit des Tages zu erinnern. Was war gut, was nicht so gut? Lassen Sie den Tag einfach ohne Bewertung an sich vorüberziehen. Dabei schlafen Sie wahrscheinlich ein. Wenn nicht, schreiben Sie in Ihr Notizbuch, was Ihnen noch auf der Seele liegt.

Schutzlosigkeit

Allgemeines: Immer mehr Menschen fühlen sich im privaten und beruflichen Umfeld schutzlos, sei es, weil viele feinfühliger werden und immer sensibler die Schwingungen ihrer Umgebung und der Mitmenschen aufnehmen, sei es, weil unsere Welt immer verwirrender, der Umgangston rauer wird. Es ist schwer, zwischen der feinen Wahrnehmung der Umwelt und dem eigenen Befinden, der Stimme des Ich, zu unterscheiden. Immer wieder sagen mir Menschen, dass sie sich fragen: »Fühle ich mich so, oder sind das die Gefühle und Energien meiner Umgebung?« Manche fühlen sich auch angesichts der Welt- und Finanzpolitik schutzlos.

Tanken Sie zu Hause Geborgenheit, um Ihren inneren Schutzmantel zu stärken.

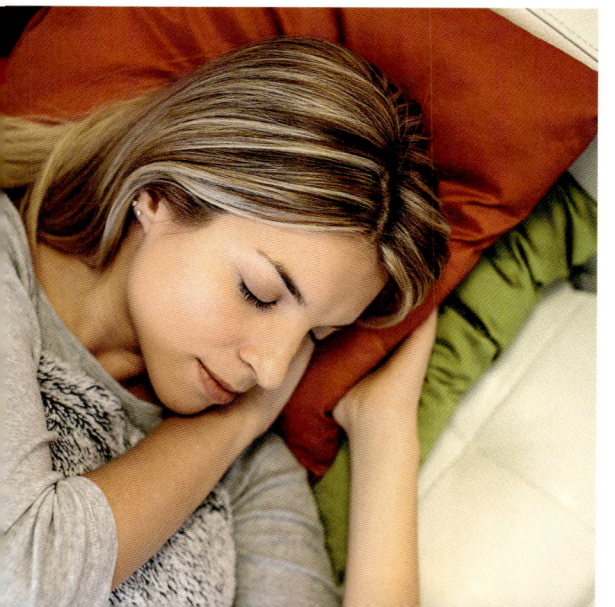

Symptome: Das Gefühl, ausgeliefert und ungeborgen zu sein, keinen Anker zu haben, als sei man eine Kerzenflamme im Wind oder eine Nussschale auf dem Ozean.

Zum Arzt / Therapeuten: Wenn diese Gefühle überhandnehmen, Sie sehr beeinträchtigen und einschränken.

Hilfreiche Pflanzen: Engelwurz (vor allem für Frauen), Meisterwurz (eher für Männer), Sonnenhut, Schafgarbe, Eisenkraut

Bach-Blüten: Cerato unterstützt Sie, sich selbst zu vertrauen; Centaury hilft, sich abzugrenzen; Aspen, wenn Sie innerlich zittern; Agrimony, wenn Sie sich dem Gefühl von Schutzlosigkeit nicht stellen; Larch, wenn es Ihnen an Selbstvertrauen mangelt

Fertigpräparate: Angelica (Phylak), Meisterwurz-Urtinktur (Ceres), Eisenkraut D1 (Spagyros), Echinacea spag. Zimpel

Zusätzlich hilft: Machen Sie es sich zu Hause warm und kuschelig. Genießen Sie das Geschütztsein in Ihrer vertrauten Umgebung, sammeln Sie bewusst Kraft. Nehmen Sie dieses Gefühl von Geschütztsein mit nach außen: wie einen Mantel, den Sie nach Bedarf an- und ablegen können. Nutzen Sie zusätzlich schützende ätherische Öle: Mischen Sie einige wenige Tropfen Melisse oder Zedernholz in etwas Trägeröl wie Jojobaöl und verreiben Sie diese Mischung 3-mal täglich auf Ihren Herzbereich.

Heilreise: Sehr hilfreich sind die Heilreise zum Thema Abgrenzung (▶ siehe Seite 91) und die Erdungsmeditation von Seite 95.

Sinnsuche

Allgemeines: Jeder Mensch ist auf der Suche, manche nur gelegentlich, andere sehr oft oder immer. Es ist kein leichtes Unterfangen, den Sinn im eigenen Leben zu finden. In einer Zeit und in einem Land, wo so vieles möglich ist, kann es einen Menschen überfordern. Wir setzen unsere Ziele immer weiter oben an und wundern uns, dass wir sie nicht erreichen. Wir folgen nicht mehr unseren Herzens-Zielen, sondern streben Dinge an, die von außen für wichtig erklärt werden. So sind wir selten zufrieden, geschweige denn glücklich. Wenn die authentischen Ziele und entsprechenden Erfolge im Leben fehlen und Menschen keinen Sinn in ihrem Leben empfinden, ist eine depressive Verstimmung oder gar eine Depression mit all ihren Symptomen wie Antriebslosigkeit, Schlafstörungen, Konzentrationsschwäche fast vorprogrammiert. Jeder Mensch braucht das Gefühl, etwas Sinnvolles zu leisten, und es ist unerheblich, ob das im beruflichen oder im privaten beziehungsweise familiären Zusammenhang geschieht.

Symptome: das Gefühl, zu nichts nütze zu sein, Frust, Antriebslosigkeit und der oft wiederkehrende Gedanke: »Wozu das alles?«

Zum Arzt / Therapeuten: Wenn die Symptome zu stark werden und aus der Sinnkrise eine Erkrankung wie eine Depression zu entstehen droht.

Hilfreiche Pflanzen: Eisenkraut

Bach-Blüten: Wild Oat, wenn Sie das Gefühl haben, Ihre Berufung noch nicht gefunden zu haben; Walnut als Unterstützung bei anstehenden Veränderungen in Ihrem Leben; Impatiens, wenn Sie einfach zu ungeduldig sind, umzudenken und Ihre Ziele zu überprüfen; Willow, wenn Sie sich als Opfer der Umstände fühlen und nicht mehr wahrnehmen, dass Sie selbst Ihr Leben gestalten

Fertigpräparate: Eisenkraut D1 (Spagyros)

Zusätzlich hilft: Grundsätzlich ist eine Lagebestimmung hilfreich, bei der Sie Ihre Ziele und Ihren Alltag unter die Lupe nehmen – sowie auch Ihre Einstellung dazu. Denn wichtiger als das Was ist oft das Wie, also mit welcher Begeisterung, Freude und Lebendigkeit jemand seine Aufgaben erfüllt. Wenn die Blickrichtung sich ein wenig ändert, kann (fast) jede Arbeit oder Aufgabe sinnvoll sein und anderen Lebewesen dienen, solange man sie mit seiner ganzen Persönlichkeit und mit Freude ausfüllt. Vielleicht ist aber auch eine Neuorientierung der richtige Schritt – ist die Überzeugung einmal da, kommt der Mut dazu fast immer von selbst. Übrigens: In einer Sinnkrise ist es hilfreich, Zeit und Raum zu haben, um sich und sein Leben zu entschleunigen, zu schauen, was wirklich wichtig ist und wo man künftig die Schwerpunkte legen will. Eine Pilgerreise eignet sich wunderbar, um zu erkennen, wie wenig an materiellen Dingen im Leben nötig sind, um ein gutes Leben führen zu können.

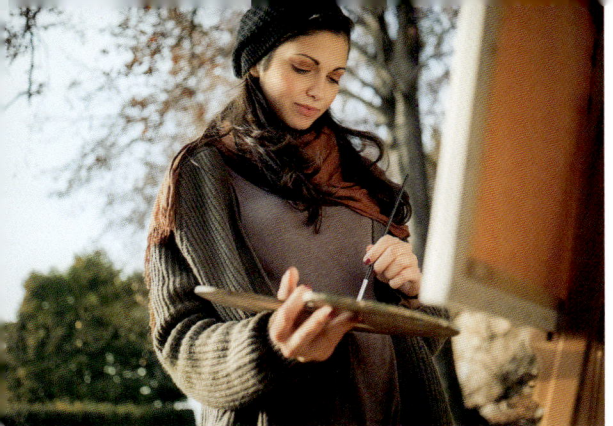

Tun Sie wieder mehr von den Dingen, bei denen Sie sich im Flow, eins mit sich fühlen.

Heilreise: Beginn und Ende ▶ siehe Seite 85. Werde innerlich ruhig, atme langsam und entspannt ein und aus und nimm wahr, wie Du sitzt oder liegst. Beobachte eine Zeit lang, wie Dein Atem kommt und geht. Wenn Du spürst, dass Du ruhig und in Deiner Mitte bist, wandere mit Deiner Aufmerksamkeit zu Deinem Herzen. Mache es Dir dort bequem, komme richtig dort an, kuschel Dich ein, es ist Dein Herz, und es ist ein schöner und sicherer Ort zum Verweilen. Schaue von dort aus sicherer Warte auf Dein Leben. Bei welchen Beschäftigungen schlägt Dein Herz höher? Vielleicht bist Du glücklich, wenn Du an Tiere denkst oder an die Arbeit mit Kindern. Vielleicht merkst Du, wie Du lebendiger wirst, wenn Du an Musik denkst oder an Farben und Leinwand oder daran, etwas zu bauen. Vielleicht spürst Du auch Zufriedenheit beim Gedanken, für andere Menschen da zu sein, zu kochen oder in der Erde zu buddeln. Was auch immer Dir einfällt, schaue einfach, was Dein Herz berührt, wobei Du das Gefühl von »Ja« in Dir spürst. Es kann sein, dass eine kritische Stimme in Dir sagt: »Das geht nicht!« Lass sie links liegen und freue Dich an Deinen inneren Bildern davon, wozu Du Lust hast, was Dir Freude macht. Trau Dich, dem Fluss Deiner Gedanken zu folgen und in den Möglichkeiten zu schwelgen. Wenn Du eine Weile dort warst, gehe wieder aus Deinem Herzen und spüre Deinen ganzen Körper, wie Du sitzt oder liegst. Nimm Dich wahr, Deinen Atem, Deine Füße und Hände, und öffne langsam und in Deinem Tempo wieder Deine Augen.

Schreiben Sie auf, welche Möglichkeiten Sie vor Ihrem inneren Auge gesehen haben. Wenn Sie diese Meditation öfter machen, werden Sie feststellen, dass Ihre Vorstellungen immer kühner und »größer« werden. Nach ein paar Malen schauen Sie, welche Ihrer Wünsche sich wie weit in der Realität erfüllen lassen. Schreiben Sie auf, was Sie konkret tun können, um mehr von dem, was Ihnen sinnvoll erscheint und Sie mit Lebendigkeit, Zufriedenheit und Freude erfüllt, in Ihr Leben zu integrieren. Was brauchen Sie dafür? Beginnen Sie mit kleinen Veränderungen, die jetzt möglich sind, und schauen Sie, wie sich das mit der Zeit entwickelt. Vielleicht entschließen Sie sich, bestimmte Aufgaben einzuschränken oder zu beenden, um Zeit zu haben für das, was Sie erfüllt? Trauen Sie sich, sich zu trauen.

Stress

Allgemeines: Man unterscheidet negativen Disstress und positiven Eustress. Stress hat dann etwas Gutes, wenn Sie ihn als anregend empfinden und sich ihm freiwillig ausgesetzt haben, etwa wenn Sie freudvoll eine berufliche oder sportliche Herausforderung meistern. Dann schüttet der Körper Glückshormone aus. Disstress dagegen bedeutet für den Organismus Alarmzustand: Blutzucker- und Cholesterinspiegel schnellen hoch, die Darmtätigkeit ist vermindert, das Immunsystem läuft auf Sparflamme, die Muskelspannung ist erhöht. Der Sympathikus, derjenige Teil des zentralen Nervensystems, der für eine Fluchtreaktion zuständig ist, wird angekurbelt. Das bedeutet schnelleren Atem und Herzschlag, erhöhten Blutdruck, Schwitzen … Wir sehen nur noch die »Gefahr«, unser Blickfeld ist eingeengt. Was eigentlich eine sinnvolle Reaktion des Körpers auf Gefahrensituationen ist, wird im heutigen Alltag selbst zur Gefahr. Der Körper kann die ausgeschütteten Stresshormone mangels Bewegung (bei Flucht oder Kampf) langsamer abbauen. Erholungsphasen bleiben aus. Das macht auf Dauer krank und führt oft in den Burnout (▶ siehe Seite 98).

Symptome: Kopf-, Nacken-, Magen- oder Rückenschmerzen, Schlafstörungen, Herz- und Kreislaufprobleme, Tics, sexuelle Störungen, Zähneknirschen, innere Unruhe, Gereiztheit, Unzufriedenheit und anderes.

Zum Arzt / Therapeuten: Wenn Sie nicht mehr abschalten können und dauerhaft auf Hochtouren laufen, sollten Sie sich fachlichen Rat holen, nicht zuletzt um körperlichen Schäden vorzubeugen.

Hilfreiche Pflanzen: zur Beruhigung Baldrian, Hopfen; für besseren Schlaf Lavendel, Hopfen, Passionsblume, Melisse, Hafer; bei Angst Johanniskraut, Lavendel; zum Durchhalten, wenn es sich um eine bald vorübergehende Phase handelt, und zur Stärkung der Widerstandskraft Taigawurzel, Rosenwurz, Rosmarin; für bessere Konzentration Ginkgo, Ginseng, Rosenwurz

Bach-Blüten: Olive bei Erschöpfung durch Stress; Elm, wenn Sie sich überfordert fühlen; White Chestnut, wenn Sie abends im Bett nicht abschalten können; Impatiens bei innerer Unruhe und Gereiztheit; Chestnut Bud, wenn Sie sich immer wieder in dieselbe Situation bringen und nicht daraus lernen; Willow, wenn Sie sich als Opfer der Situation fühlen und vergessen haben, dass Sie auch selbst verantwortlich sind; Pine, wenn Sie wegen Schuldgefühlen in Stress geraten sind; Vervain, wenn Sie übereifrig sind; Oak, wenn Sie Ihre Grenzen nicht erkennen

Fertigpräparate: Beruhigung: Neurapas® Balance, Lasea®; Stärkung: Sanct Bernhard Rhodiola-Rosenwurz Kapseln, Konstitutin® forte 100 mg Weichkapseln, Eleu-Kokk® Dragees, Taigawurzel D1 (Spagyros)

Zusätzlich hilft: Entspannungsübungen wie Yoga, Atemtherapie, Meditation, Autogenes

Training oder Tai Chi helfen abzuschalten und (wieder) zu lernen, auf sich und die Signale des Körpers zu achten. Gehen Sie oft in die Natur, kochen Sie sich etwas Leckeres und Frisches. Pflegen Sie Freundschaften und gönnen Sie sich mal wieder einen Abend in der Sauna mit einer Massage. Oder: Wann haben Sie das letzte Mal mit Brötchen und Zeitung im Bett gefrühstückt?

Heilreise: Beginn und Ende ▸ siehe Seite 85. Nimm wahr, wie Du sitzt oder liegst. Welche Stellen Deines Körpers berühren den Boden? Atme ein paar Mal bewusst ein und aus. Nun stelle Dir vor, Du bist allein an einem Ort, der für Dich der schönste Ort der Welt ist. Wie sieht es dort aus? Welche Pflanzen nimmst Du wahr, welche Gerüche und welche Farben? Wie warm ist es dort, scheint die Sonne? Ist vielleicht ein Tier bei Dir? Schau Dich in Ruhe um, Du hast alle Zeit der Welt. Es gibt nichts anderes zu tun als sich ganz auf diesen Ort einzulassen. Atme die Ruhe des Ortes, den Frieden und die Fülle ein und verteile dieses Gefühl in jede Zelle Deines Körpers. Nimm wahr, wie Du mit jedem Atemzug etwas ruhiger und entspannter wirst. Genieße diesen Zustand und werde Dir bewusst, dass Du jederzeit an diesen Ort zurückkehren und dort mit jedem Atemzug auftanken kannst. Nach einer Weile gehe wieder ins Hier und Jetzt zurück und öffne in Deinem Tempo Deine Augen. Wenn Sie die Heilreise ein paarmal gemacht haben, können Sie auch während der Arbeitszeit zur Gelassenheit finden, einfach indem Sie sich an »Ihren« Ort erinnern.

Kochen und Genießen in Ruhe und guter Gesellschaft: Dabei verfliegt eine große Portion von Ihrem Stress und Sie können endlich wieder einmal ausgiebig Luft holen.

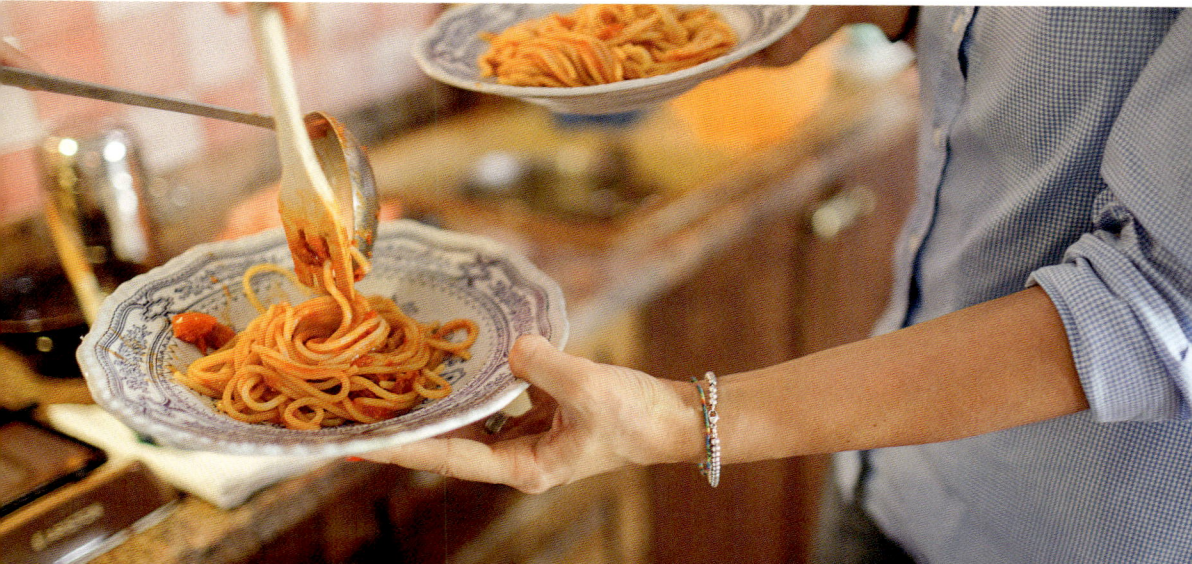

Trauer

Allgemeines: Im Jahr 2010 starben über 850.000 Menschen in Deutschland. Sie hinterließen Partner, Kinder, Geschwister, Freunde, Kollegen und Nachbarn. Nichts ist nach dem Tod eines geliebten Menschen, wie es vorher war, der Tod reißt ein Loch in das eigene Leben und oft bleiben die Menschen mit ihrer Verzweiflung, ihrer Wut und ihrem großen Verlust und tiefen Leid allein. Der Tod findet hinter den Kulissen statt, wir verbannen ihn meist so lange aus unseren Gedanken, wie es geht. Eine gemeinschaftliche Trauerkultur wie in vielen anderen Ländern gibt es bei uns kaum noch. Trauerjahr, Totenwache und die Möglichkeiten zum Abschiednehmen und Teilhaben für Freunde und Nachbarn wurden ersetzt durch die Beerdigung als oftmals einziges Ritual, um zu begreifen, was mit dem Tod des Menschen eigentlich geschehen ist. Oft wissen Freunde von Trauernden nicht, wie sie mit deren Gefühlen umgehen sollen. Aus Unwissenheit und Angst, das Falsche zu tun, lassen sie den Trauernden allein. Nicht selten erzählen Menschen, dass das Schlimmste nach dem Tod des geliebten Menschen die Isolation gewesen sei, weil Freunde sich aus Unsicherheit von ihnen abgewandt haben. Auch der Verlust eines Tieres kann in tiefe emotionale Trauerkrisen führen, vor allem, weil die Umwelt diesen tiefen Verlust oft nicht nachvollziehen kann. Jede Form des Abschieds ist schwer und ein Prozess, der nicht von heute auf morgen bewältigt werden kann. Manchmal sind es auch die »kleinen Tode«, die eine lange Trauerzeit nach sich ziehen, wie eine Trennung. Hinter scheinbar grundloser Trauer wiederum kann eine Depression stecken (▶ siehe Seite 100).

Symptome: sehr individuell, von Antriebslosigkeit, Rückzug, Konzentrationsstörungen, Erschöpfung, Schlafstörungen bis zu psychosomatischen Störungen wie Magen-Darm-Problemen, Appetitlosigkeit, Kopfschmerzen, Übelkeit und anderem.

Zum Arzt / Therapeuten: Wenn Sie das Gefühl haben, allein aus dem Tal der Tränen nicht hinauszufinden, sollten Sie einen Psychotherapeuten aufsuchen.

Hilfreiche Pflanzen: Storchschnabel, Engelwurz und nach Symptomen (siehe Antriebslosigkeit, Seite 94, Konzentrationsstörungen, Seite 105, Schlaflosigkeit, Seite 112)

Bach-Blüten: Rescue Remedy® in der akuten Zeit; Star of Bethlehem, wenn Sie noch unter Schock stehen; Honeysuckle, wenn Sie in der Vergangenheit leben; Sweet Chestnut, wenn Sie akut verzweifelt sind; Clematis, wenn Sie sich in Tagträumen verlieren; Willow, wenn Sie verbittert sind; Rock Rose, wenn Sie apathisch und resigniert sind; White Chestnut, wenn Sie kreisende Gedanken haben, etwa immer die Bilder des Unglücksortes sehen; Cherry Plum, wenn Sie Angst haben, es nicht mehr auszuhalten; Chicory, wenn Selbstmitleid Sie übermannt;

Water Violet, wenn Sie sich ins Schneckenhaus zurückziehen; Pine, wenn Sie Schuldgefühle haben; Walnut etwas später, wenn
Sie den Schritt ins »Leben danach« wagen;
Wild Oat, wenn Sie noch keine Idee haben,
wie Sie Ihr Leben weiter gestalten können.
Fertigpräparate: Storchschnabel Urtinktur
(Ceres); Engelwurz D1 (Spagyros) und je
nach Symptomen (siehe Hilfreiche Pflanzen)
Zusätzlich hilft: Wichtig ist, dass Trauer als
aktiver Prozess gesehen wird und nicht verdrängt wird. Geben Sie sich die Zeit, die Sie
brauchen, um das Geschehene zu verarbeiten. Holen Sie sich Unterstützung von einer
Trauergruppe oder einem Psychologen.
Zünden Sie eine Kerze an, stellen Sie Bilder
und eine Blume auf, kreieren Sie in Ihrer
Wohnung einen Platz für Trauer und Ge-
denken. Gehen Sie bewusst an diesen Ort,
wenn Sie dem Verstorbenen nahe sein
möchten. Vielleicht mögen Sie einen Ab-
schiedsbrief schreiben. Schreiben Sie alles
dort hinein, was Sie eventuell nicht mehr sagen konnten, was Sie sich nicht zu sagen ge-
traut haben. Lassen Sie den Brief in einem
Ritual los, zum Beispiel indem Sie ein kleines Schiffchen daraus falten und es auf den
Fluss setzen, oder Sie vergraben ihn unter
Ihrem Lieblingsbaum oder an der Lieblings-
stelle des Verstorbenen. Schauen Sie dabei
nur, dass Sie den Brief – und auch den Inhalt – wirklich loslassen. Das bedeutet nicht,
dass Sie den Verstorbenen nicht mehr lieben, sondern es bedeutet, dass Sie den ge-

liebten Menschen freigeben, sodass er wei-
tergehen kann, und dass Sie auch sich selbst
die Erlaubnis erteilen, ohne ihn weiterzule-
ben. Lassen Sie aber eine Zeit zwischen Verlust und Ritual verstreichen. Nehmen Sie
Abschied, so lange wie es braucht.
Heilreise: Diese Meditation für Trauernde
ist eher nicht für die erste Zeit nach dem
Verlust geeignet, sondern erst wenn die Be-
reitschaft, wieder ins Leben zu gehen,
wächst. Machen Sie nur, was sich für Sie gut
und richtig anfühlt. Gerade diese Meditation fällt vielen schwer, lassen Sie sich daher
von einem erfahrenen Therapeuten unterstützen. Beginn und Ende ▸ **siehe Seite 85.**
Atme einige Male bewusst ein und aus und
komme ganz dort an, wo Du gerade sitzt
oder liegst. Versuche ganz ruhig zu werden
und werde Dir bewusst, welche Teile Deines
Körpers Bodenkontakt haben. Nimm wahr,
wie Dein Atem kommt und geht, ohne dass
Du etwas dazu tust. Wenn Du Dich ruhig
fühlst, gehe mit Deiner Aufmerksamkeit in
Dein Herz. Kuschle Dich dort ein und genieße die Wärme und die Weichheit Deines
verletzten Herzens. Stell Dir vor, Dein geliebter Mensch steht vor Dir. Wie geht es
ihm? Wie wirkt er auf Dich? Hast Du das
Gefühl, dass er im Frieden ist? Oder hadert
er mit seinem Schicksal? Was auch immer
Du wahrnimmst, werte es nicht, sondern
lass es einfach so sein. Vielleicht möchtest
Du dem Verstorbenen etwas sagen. Jetzt
hast Du die Gelegenheit dazu. Achte darauf,

dass Du ihm keine Vorwürfe machst, falls Ihr im Unfrieden auseinandergegangen seid. Versuche, nur zu beschreiben, wie es Dir ging und wie Du Dich gefühlt hast, ohne ihm Schuld zu geben. Schau, ob Du ihm verzeihen kannst, wenn es etwas zu verzeihen gibt, schau, ob es möglich ist, auch Dir selbst zu verzeihen für das, was hätte besser sein können. Vielleicht magst Du einen Engel bitten, Euch zu unterstützen und Deinen geliebten Menschen zu begleiten. Stelle Dir vor, hinter Deinem Angehörigen steht dieser große Engel. Wenn es für Dich passt, kannst Du ihn auch um seinen Segen bitten. Wenn

es Dir schon möglich ist, sage in Deinem Herzen: Ich lasse Dich jetzt los und lebe mein Leben. Werde Dir nun langsam wieder bewusst, dass Du in Deinem Herz bist, atme einige Male tief ein und aus, nenne innerlich Deinen Namen und komme bewusst wieder aus Deinem Herzen im Hier und Jetzt an. Öffne in Deinem Tempo Deine Augen. Lass Dir Zeit, die Eindrücke zu verarbeiten. Manchmal dreht sich der Verstorbene am Ende dieser Heilreise einfach um und geht davon, gegebenenfalls mit dem Engel. Manchmal dauert das etwas und es geschieht erst nach einigen Meditationen.

WICHTIG

HILFE FÜR TRAUERNDE

Oft beklagen Trauernde, dass sie nicht nur vom geliebten Menschen verlassen wurden, sondern auch von Freunden. Als Freund oder Freundin eines Trauernden seien Sie geduldig und stellen Sie Ihr Ohr und Herz dem anderen zur Verfügung. Die Wahrscheinlichkeit, dass Sie dabei etwas »falsch« machen, ist ausgesprochen gering, wenn Sie ein paar Dinge beachten.
Versuchen Sie nicht, den Trauernden abzulenken oder aufzumuntern, lassen Sie ihm seine Trauer und seine Zeit, akzeptieren Sie seinen Schmerz und sein Leid.

Es gehört zu seinem Leben.
In der ersten Zeit brauchen Trauernde auch ganz praktische Hilfe, wie Einkaufen, die Kinder zur Schule bringen, Begleitung bei Behördengängen.
Wenn Gefühle wie Wut, Angst, Verzweiflung wie »Warum bin ich noch hier?« aufkommen, hören Sie einfach zu und seien Sie bei Bedarf da.
Unterstützung wird auch später noch gebraucht, etwa beim ersten Weihnachten allein. Meist müssen Sie gar nichts »tun«, es reicht, verlässlich immer wieder da zu sein.

Unsicherheit

Allgemeines: Unsicherheit greift in der modernen Welt um sich. Dabei war unser Alltagsleben nie so sicher wie jetzt. Jedoch ist andererseits das Leben immer mehr von unvorhersehbaren Wegbiegungen geprägt. So ist die Scheidungsrate im letzten halben Jahrhundert dramatisch gestiegen, solide Unternehmen kündigen ihren Mitarbeitern, weil die Renditen noch höher ausfallen sollen, und bei alldem scheint die Welt auf die Größe eines Tabletcomputers geschrumpft. Aber kommen die wirklichen Gründe für Unsicherheit nicht vielleicht doch aus dem Inneren? Zum Beispiel wenn alle Augen auf uns gerichtet sind, in Meetings, wenn wir unsere Meinung vertreten, bei Referaten und Prüfungen, wenn wir als Einzelner im Mittelpunkt stehen. Sicherheit betrifft also das Leben in der Gesellschaft ebenso wie das eigene Auftreten im Miteinander.

Symptome: Feuchte Hände, rote Flecken an Hals und Dekolleté (sogenannte Hektikflecken), zittrige Stimme, ein »Frosch im Hals«, zitternde Knie und Schweißausbrüche gehören zu den typischen Zeichen der Unsicherheit im Miteinander. Allgemeine Unsicherheit zeichnet sich eher durch Angst vor Veränderungen, Rückzug, Grübeln, Sorgen, innere Unruhe und Schlaflosigkeit aus.

Zum Arzt / Therapeuten: wenn die Unsicherheit Sie in Ihrem täglichen Leben sehr stark einschränkt

Hilfreiche Pflanzen: Eisenkraut, Schafgarbe und Wermut

Bach-Blüten: Larch, wenn Sie aus mangelndem Selbstwertgefühl unsicher sind; Gentian, wenn es Ihnen an Vertrauen in das Leben mangelt; Olive, wenn Sie müde und erschöpft sind und deshalb verunsichert; Wild Oat, wenn Sie sich in Ihrem Leben unsicher fühlen; Walnut bei Verunsicherung aufgrund einer Veränderung; Cerato, wenn Sie sich selbst und Ihrer Intuition nicht trauen; Agrimony, wenn Sie so tun als ob

Fertigpräparate: Eisenkraut D1 (Spagyros), Achillea millefolium (Phylak), Meisterwurz-Urtinktur (Ceres)

Zusätzlich hilft: Bevor Sie das nächste Mal aus dem Haus gehen, machen Sie doch einmal die Erdungsmeditation von Seite 95. Die lässt Sie gut verwurzelt sein und hilft Ihnen, die Stürme des Tages gut zu überstehen. Machen Sie das doch zum Teil eines kleinen Rituals, zum Beispiel mit einer anschließenden Tasse Tee und einem Notizbucheintrag darüber, was Sie im Moment verunsichert und was Sie dagegenzusetzen haben. Schauen Sie nach einigen Wochen, ob und was sich im Rückblick in Ihrer Wahrnehmung verändert hat. Außerdem hilft Kardamom als ätherisches Öl, mit den Unsicherheiten im Leben fertig zu werden. Nutzen Sie das Öl in der Duftlampe oder mischen Sie ein paar Tropfen davon in ein wenig Trägeröl und tragen diese Mischung auf Ihre Hand- und Fußinnenflächen auf.

Heilreise: Beginn und Ende ▶ siehe Seite 85. Atme einige Male bewusst ein und aus und werde mit jedem Atemzug ein wenig ruhiger, entspannter und gelassener. Mit jedem Ausatmen fällt ein wenig Anspannung von Dir ab und Du kommst immer mehr bei Dir an. Stelle Dir vor, Du stehst in der Mitte einer großen Wiese. Spüre den Boden unter Deinen Füßen. Nimmst Du Gerüche wahr? Was siehst Du? Wenn Du Dich genau umgeschaut hast, bitte alle Deine Ahnen, zu Dir zu kommen und Dich zu unterstützen. Stelle Dir vor, wie hinter Dir Deine Eltern stehen und hinter ihnen die Eltern Deiner Eltern, hinter denen wiederum Deine Urgroßeltern und so weiter. Schaue, wie viele Menschen aus Deiner Familie hinter Dir stehen und Dich stützen. Erkenne auch, wie viel des Weges sie in ihrem Leben für Dich geebnet haben und wie viel Liebe und Kraft von ihnen zu Dir fließt. Erkenne, wie viel Sicherheit diese Liebe und Kraft Dir in Deinem Leben geben kann, wenn Du bereit bist, sie anzunehmen und Dich ihrer zu erinnern. Genieße diese Kraft hinter Dir. Wenn Du magst, kannst Du Dich in Deiner Vorstellung einmal nach hinten fallen lassen und Du wirst sehen, wie viele Menschen Dich bis heute schützen und Dir Sicherheit und Halt geben. Genieße eine Weile dieses Gefühl, getragen und gehalten zu sein. Bevor Du mit Deiner Aufmerksamkeit wieder ins Hier und Jetzt kommst, drehe Dich noch einmal um, schau Dir die Menschen an und freue Dich, wie viele hinter Dir stehen. Bedanke Dich für die Hilfe und Unterstützung und komme gestärkt wieder ganz in Deinem Körper an, an dem Platz, auf dem Du sitzt oder liegst, bei Deinem Atem. Öffne in Deinem Tempo Deine Augen.

Die Unterstützung der Ahnen war für viele unserer Vorfahren wichtig bei der Bewältigung des Lebens. Heute wird ihnen leider nicht mehr allzuviel Aufmerksamkeit geschenkt. Sie können dieses Ritual wiederbeleben. Als Unterstützung können Sie eine Ecke Ihrer Wohnung für Bilder von Ihren Eltern, Großeltern, vielleicht sogar Urgroßeltern reservieren. Vielleicht mögen Sie die Heilreise fortan vor diesen Bildern machen.

Vertrauen in Ihre Wurzeln gibt Ihnen immer wieder neue Kraft zum Wachsen.

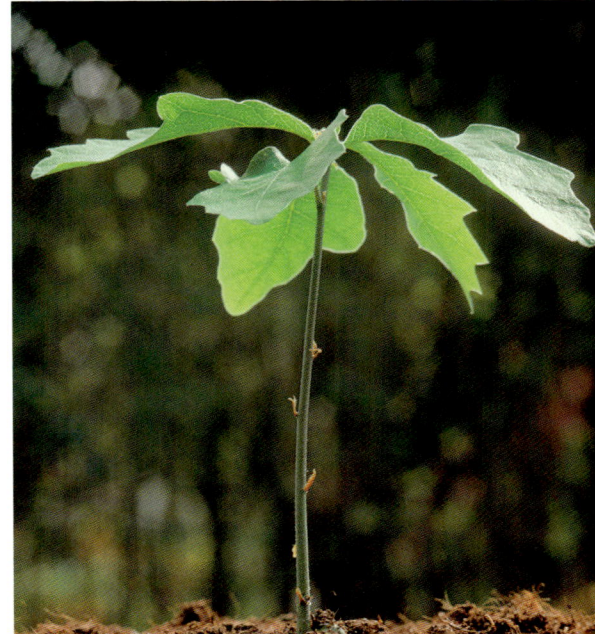

Bücher,
die weiterhelfen

Bäumler, Siegfried
Heilpflanzenpraxis heute
Urban & Fischer

Heepen, Günther H.
Das Heilwissen der Hildegard von Bingen
GRÄFE UND UNZER VERLAG

Heepen, Günther H.
Die sanften Drei der Naturheilkunde
GRÄFE UND UNZER VERLAG

Kalbermatten, Roger
Wesen und Signatur der Heilpflanzen
AT Verlag

Kretschmar, Thomas;
Tzschaschel, Martin
Die Kraft der inneren Bilder nutzen
Südwest Verlag

Madejsky, Margret
Lexikon der Frauenkräuter
AT Verlag

Noll, Andreas; Hemm, Dagmar
Organbalance. Körper und Seele im Einklang mit den 5 Elementen
GRÄFE UND UNZER VERLAG

O'Hanlon, William H.; Hexum, Angela L. (Hrsg.)
Milton H. Ericksons gesammelte Fälle
Klett-Cotta

Röcker, Anna E.
Eine Tankstelle für die Seele: Inner Coaching
Kösel-Verlag

Scheffer, Mechthild
Die Original Bach-Blütentherapie für Einsteiger
Irisiana

Scheffer, Mechthild; Storl, Wolf-Dieter
Die Seelenpflanzen des Edward Bach
Aurum in J. Kamphausen

Schönfelder, Ingrid und Peter
Der Kosmos-Heilpflanzenführer
Kosmos

Siewert, Aruna M.
Pflanzliche Antibiotika
GRÄFE UND UNZER VERLAG

Stumpf, Werner
Homöopathie
GRÄFE UND UNZER VERLAG

Watzlawick, Paul
Anleitung zum Unglücklichsein
Piper

Wenzel, Melanie
Meine besten Heilpflanzenrezepte für eine gesunde Familie
GRÄFE UND UNZER VERLAG

Zuther, Svenja
Die Sprache der Pflanzenwelt
AT Verlag

Adressen,
die weiterhelfen

Kräuter online kaufen
www.zietenapotheke.de
www.meine-teemischung.de
www.teemixer.de
www.kraeuterschulte.de
www.herbathek.com

Aura Soma
www.aura-soma.de
www.aurasoma.de

Kurse und Veranstaltungen
www.aruna-siewert.de
www.natura-naturans.de

ICD-10
www.dimdi.de
Unter »Klassifikationen« finden Sie hier den kompletten Text des Klassifikationssystems ICD-10.

Register

Die einzelnen im Buch beschriebenen Heilpflanzen und die Beschwerdenbilder, die mit natürlichen Mitteln behandelt werden können, finden Sie im Inhaltsverzeichnis (Seite 2/3) sowie im Buch in alphabetischer Reihenfolge.

Impressum

Projektleitung:
Barbara Fellenberg
Lektorat: Barbara Kohl
Bildredaktion: Petra Ender
Umschlaggestaltung und Layout: independent Medien-Design, Horst Moser, München
Herstellung: Petra Roth
Satz: griesbeckdesign, München
Reproduktion:
Repro Ludwig, Zell am See
Druck und Bindung:
Schreckhase, Spangenberg

Printed in Germany
ISBN 978-3-8338-4562-8

1. Auflage 2015

Printed in Germany

Die GU-Homepage finden Sie unter www.gu.de

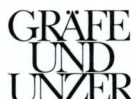

Ein Unternehmen der
GANSKE VERLAGSGRUPPE

Bildnachweis

Bildarchiv Nutzpflanzen: S. 60; Corbis: S. 16, 48, 86, 106; Doc-Stock: S. 11; dpa Picture Alliance: S. 62 li.; F1online: S. 49, 113; Fotolia: S. 4 u., 63 o.; Frank Teigler: S. 2 re., 5, 18, 25, 37, 44, 45, 46, 47, 50, 52, 55, 57, 58, 59, 61, 67, 69, 70, 71, 72, 74, 77, 78, 97, Coverklappe vorn innen li., Coverklappe hinten innen li., U4 u..; Getty: S. 32, 63 u. li., 80, 82, 88, 101, 109, 123; GU-Archiv: Astrid Obert: S. 40 li., Mitte, re.; Marcel Weber: S. 64; Imago: S. 43; Jump: U4 o..; Juniors Bildarchiv: S. 62 re.; Kramp + Gölling: Titelbild; Mauritius: S. 2 li., 6, 34, 54; Plainpicture: S. 8, 21, 26, 102; Shotshop: S. 53; Shutterstock: S. 41, 56, 63 u. re., 85, 90, Coverklappe vorn außen, Coverklappe vorn innen re., Coverklappe hinten innen re., Coverklappe hinten außen; Stocksy: S. 95, 114, 116, 118

Wichtiger Hinweis

Die Gedanken, Methoden und Anregungen in diesem Buch stellen die Meinung bzw. Erfahrung der Verfasserin dar. Sie wurden von der Autorin nach bestem Wissen erstellt und mit größtmöglicher Sorgfalt geprüft. Sie bieten jedoch keinen Ersatz für persönlichen kompetenten medizinischen Rat. Jede Leserin, jeder Leser ist für das eigene Tun und Lassen weiterhin selbst verantwortlich. Weder Autorin noch Verlag können für eventuelle Nachteile oder Schäden, die aus den im Buch gegebenen praktischen Hinweisen resultieren, eine Haftung übernehmen.

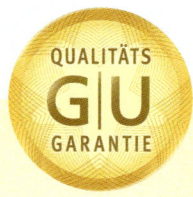

Liebe Leserin, lieber Leser,

haben wir Ihre Erwartungen erfüllt? Sind Sie mit diesem Buch zufrieden? Haben Sie weitere Fragen zu diesem Thema? Wir freuen uns auf Ihre Rückmeldung, auf Lob, Kritik und Anregungen, damit wir für Sie immer besser werden können.

GRÄFE UND UNZER Verlag
Leserservice
Postfach 86 03 13
81630 München
E-Mail:
leserservice@graefe-und-unzer.de

Telefon: 00800 / 72 37 33 33*
Telefax: 00800 / 50 12 05 44*
Mo–Do: 8.00–18.00 Uhr
Fr: 8.00–16.00 Uhr
(* gebührenfrei in D, A, CH)

Ihr GRÄFE UND UNZER Verlag
Der erste Ratgeberverlag – seit 1722.

Syndication:
www.jalag-syndication.de

Umwelthinweis

Dieses Buch wurde auf PEFC-zertifiziertem Papier aus nachhaltiger Waldwirtschaft gedruckt.

Gedruckt auf Galaxi Supermat, exklusiv bei der Papier Union.

 www.facebook.com/gu.verlag

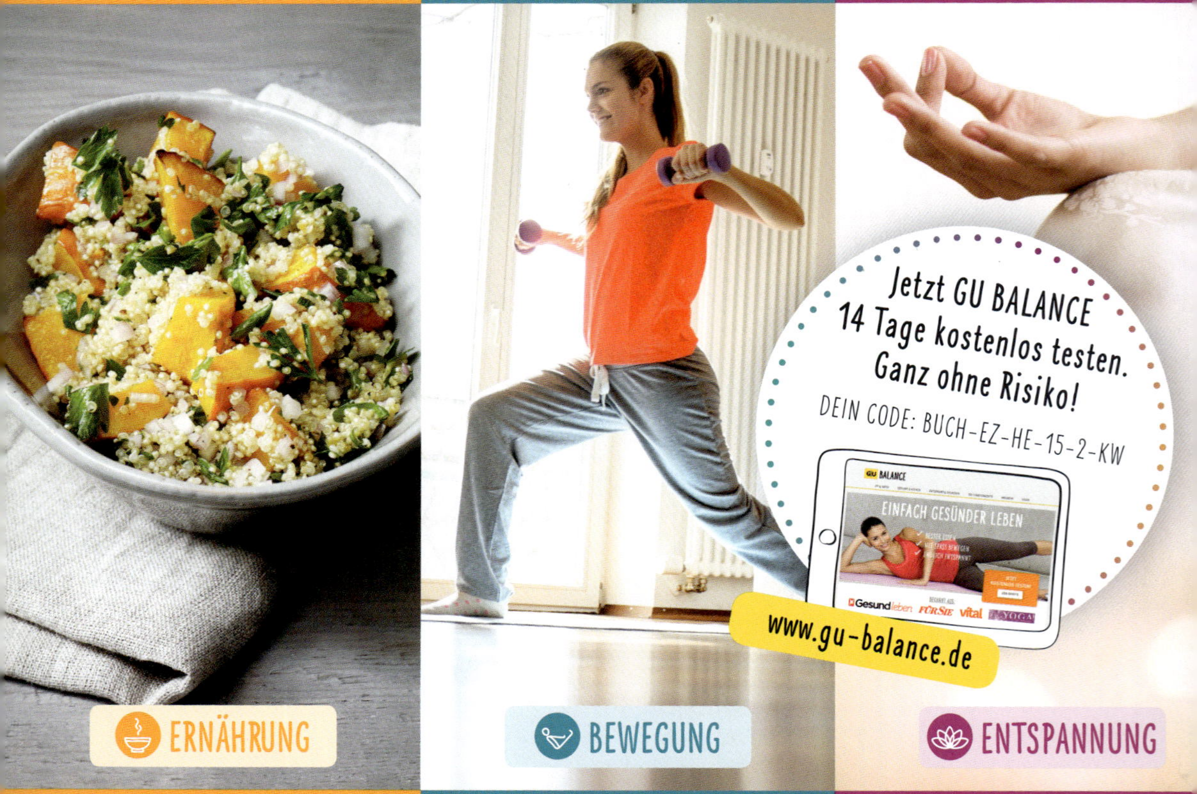

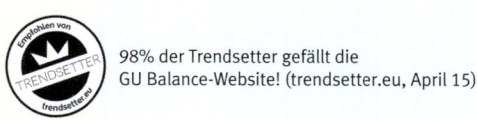
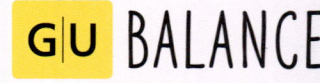